全食材好营养：

让宝宝爱上吃饭的**不挑食**
饮食宜忌

乐妈咪孕育团队 主编

江西科学技术出版社

图书在版编目（CIP）数据

全食材好营养：让宝宝爱上吃饭的不挑食饮食宜忌 /
乐妈咪孕育团队主编. -- 南昌：江西科学技术出版社，
2017.12

ISBN 978-7-5390-6069-9

Ⅰ. ①全… Ⅱ. ①乐… Ⅲ. ①婴幼儿－饮食－禁忌
Ⅳ. ①R153.2

中国版本图书馆CIP数据核字(2017)第225534号

选题序号：ZK2017248

图书代码：D17067-101

责任编辑：邓玉琼　万圣丹

全食材好营养：让宝宝爱上吃饭的不挑食饮食宜忌

QUANSHICAI HAOYINGYANG:RANG BAOBAO AISHANG CHIFAN DE BUTIAOSHI YINSHI YIJI　　乐妈咪孕育团队 主编

摄影摄像	深圳市金版文化发展股份有限公司	
选题策划	深圳市金版文化发展股份有限公司	
封面设计	深圳市金版文化发展股份有限公司	
出　　版	江西科学技术出版社	
社　　址	南昌市蓼洲街2号附1号	
	邮编：330009　电话：（0791）86623491　86639342（传真）	
发　　行	全国新华书店	
印　　刷	深圳市雅佳图印刷有限公司	
开　　本	720mm×1020mm　1/16	
字　　数	120 千字	
印　　张	10	
版　　次	2018年1月第1版　2018年1月第1次印刷	
书　　号	ISBN 978-7-5390-6069-9	
定　　价	29.80元	

赣版权登字：03-2017-323

让宝宝不挑食
的魔法料理法

　　让宝宝习惯自然食材的好味道！部分宝宝对于咀嚼型的食物，例如竹笋、牛蒡、青菜等，可能因不耐长时间咀嚼，进而产生排斥心态；另外水分较少、有刺激气味的食物也是宝宝最常拒绝的头号对象。针对这些食材的特质，本书量身打造出适合的烹饪方式，让宝宝远离挑食坏习惯，成功迎接健康人生！

　　特殊情况下，幼儿餐还可以这样做！无论是生病、成长迟缓或是对吃饭不感兴趣的宝宝，本书都配有专属的美味食谱，针对相异的疾病症状，给予不同的饮食方针。或是根据宝宝的营养需求，给予适合的健康食谱，让宝宝拥有好食欲，不再拒绝某些特定食物！关于宝宝的饮食以及教养等相关问题，很多爸妈在养育孩子的过程中总是存在许多困惑，为了解决爸妈的困惑，本书同时收录了详细而完整的育儿小常识，让爸妈面对宝宝再也不会感到手忙脚乱！

目录 CONTENTS

Chapter **1**

让宝宝爱上各种
食材的魔幻料理法

Chapter **2**

料理魔法
让食物变好吃了

Chapter 3

特殊情况，
幼儿餐还可以这样做

让宝宝元气满满的美味饮食

Chapter 4

幼儿餐也需要一点
料理小魔法

健康饮食宝宝自然身体好

Chapter 5

宝宝生活 22 问

育儿问题的贴心小帮手

Chapter

1

让宝宝爱上各种食材的
魔幻料理法

制作宝宝料理的好工具有哪些?

掌握几个小诀窍,

包含食材的挑选以及清理方式,

跟着打造宝宝健康人生的蔬果魔法一起做,

生病宝宝、早产宝宝

也能早日恢复健康!

好工具，料理美味 So Easy

厨房里，有很多帮助料理的便利工具，妈妈们不妨利用这些工具来完成料理，不仅缩短料理时间，成品也更美观。

妈妈们都说赞的好用工具

果汁机
可以用来制作果汁或果泥，还可以将坚硬的坚果或芝麻等食物磨成粉末。

电子秤
虽然价格较高，但制作幼儿食物的时候，对于分量的掌握非常有帮助，保管时需小心，因为电子秤非常不耐摔。

打蛋器
若是遇到食材粘成一团拌不开，可以利用搅拌器多次搅拌，便能轻松解决这个问题。

饼干模型
料理时，可以巧妙使用饼干模型来增加宝宝吃饭的乐趣。例如：宝宝不喜欢苹果，妈妈可以利用饼干模型来塑形，来提高宝宝食用的意愿。

蜂蜜勺
取用蜂蜜的好帮手，可以便利而适量地取得蜂蜜，是取蜂蜜的便利工具之一。

计量匙
测量食材的好工具，需要测量少量材料时，计量匙会比秤方便，制作幼儿食物的时候可以多多利用。

榨汁、研磨和过滤器
制作果汁时可以使用榨汁器；研磨器则可以将蔬菜、水果磨细；过滤器在榨汁及过滤高汤的时候都会使用到。

研钵
在制作幼儿餐时，研钵可以用来捣碎食物或磨粉。

制作幼儿餐的各种小诀窍

超好用的果汁机

超好用的果汁机
取果汁机专用容器，放入食材及适量开水，确定好卡榫。

按下开关，搅打成汁
扶好果汁机，按下开关，使之均匀搅打，待颗粒呈现绵密细致状，即可停止。

滤网过滤大颗粒果肉
使用滤网将较大颗粒的果肉做个过滤，让宝宝饮用果汁起来更方便。

快速学会的榨汁手法
不同的食材可以采取不同的器具来完成榨汁的动作，如果制作草莓、葡萄等果肉绵密且容易出汁的果汁，可直接使用滤网来取汁；以橙子或橘子等外皮较坚硬的水果来取汁，则可以利用果汁机作为辅助；而介于上述两类之间的蔬果，如西红柿、黄瓜等，便可以借助研磨器来榨汁。

让食物口感绵密的压泥手法

轻轻扶住碗身

食材放入碗中后，需轻轻地托住，以免受施力影响，造成餐具位移或食物掉落。

汤匙紧贴食物向下施力

可以压泥的食材多半较为软烂，只要向下施力，不需耗费太多力气便能完成。

不均匀处重点压泥

使用汤匙压泥过程中，施力难免不能全面覆盖，这时候可以针对压泥不完全的区域，重点施力。

轻松学会压泥技巧

可以压泥的食物通常较为细嫩，例如豆腐、南瓜等，有时候利用厨房常见的简易工具，便可以轻松完成压泥的工作。压泥的手法有很多，除这里介绍的以汤匙施力之外，还可以利用挤压器或是刀背、叉子等，一样可以达到压泥的效果。有些食材生、熟食的特性全然不同，料理时应掌握不同的食材特质，才能方便又快速。以芋头或南瓜举例，两者未经烹煮时，果肉非常坚硬，不适合磨泥，但经过烹煮后，压泥动作便非常轻松了。

满足少量需求的研磨技巧

稳稳托住碗身
将食材放入研钵中，需稳固地托住碗身，才能方便施力。

左右均匀研磨
握着木棒的手沿着碗内圆周施力，食材就可以被均匀地磨碎了。

大颗粒重点研磨
在磨碎的过程中，可针对碗中不够细致的大颗粒重点磨碎。

准确掌握研磨的技巧
研磨的方式有许多，除了使用研钵之外，还能利用磨粉机、搅拌机、磨碎机、刨丝器以及刀来进行，不同工具依照不同的方式都可以达到研磨的效果。若是要在宝宝的幼儿餐中增添松子、干香菇等营养粉末，可选择磨粉机来使用；搅拌机则可以用来将具备水分的蔬菜或水果均匀搅碎；若想在宝宝的饮食添加儿童芝士，刨丝器则是很好的选择；如果不想购买上述器具，虽然比较费时、费力，用刀也可以达成相同效果。

新鲜水果的
挑选 & 清理方法

苹果

苹果花蒂掉落的地方会变黄，皮有弹性的苹果比较好吃，当天买的当天吃较佳。

葡萄

挑选适宜大小的葡萄串，看看葡萄粒大小是否均匀，选择藤比较新鲜的。表面那层白色物质是葡萄的果粉，果粉多表示葡萄很新鲜。

柠檬

柠檬外皮比较硬，果肉里残留农药的几率很小。挑选新鲜一点的，去皮使用即可。

西红柿

西红柿圆润而硬的比较好吃，一般西红柿都很圆，但也有一些是偏方的。偏方的空心比较多。

草莓

质量良好的草莓鲜红又有光泽，蒂头叶片鲜绿，没有任何损伤、腐烂，且表皮的籽分布平均，还可嗅到浓郁香味。挑选时需注意，果肉坚实并紧连果梗的草莓方为上选，尤其应避免大片掉色及发霉者。

火龙果

挑选火龙果时，建议用手掂重，越重的代表水分越多、果肉越丰满。从颜色上也可辨识，红色及绿色表皮越鲜明，代表越靠近采摘期，口感越好；反之，若绿色表皮变得枯黄，则代表果肉已失去新鲜，应该避免购买。至于果体的部分，不要挑选瘦长型，应以圆胖为主，果体圆胖代表成熟，口感清甜而不生涩。

橙子

好的橙子含有充沛水分，同样的果实大小，应挑选较重的那个，代表橙子吸收到充足的养分与水分。皮细薄而光滑，果粒富弹性又饱满的，风味较佳。挑选时，果色橙黄、香气浓郁、果形椭圆者为上选。

木瓜

成熟的木瓜需小心清洗，力道过大很容易造成表皮损伤。用蔬菜刷或全新牙刷，在流动的小水流下轻轻刷洗木瓜表皮，尽管不会食用表皮，但切食时，刀还是会划过，因此必须彻底清洗。木瓜切开后，需去籽再食用。要特别注意砧板的卫生，生、熟食应使用不同砧板，才不会污染食物。

新鲜菇类及根茎类的挑选&清理方法

金针菇

金针菇伞越小的越嫩，口感更佳。如果是散装的金针菇，选择大小时，建议可以挑小一点的。

香菇

香菇采收后放置时间越长，口感会越差。香菇的根部有一点黏，湿土或切开根部时带有水珠，表示香菇很新鲜。皮略带浅黄色，充满小丁点的口味更佳。

胡萝卜

应该选择细直的，颜色越鲜艳，口味越佳。根部带有绿色的胡萝卜比较不甜；表面呈凸状、裂开，根部周围比较粗糙，口味会稍差，烹饪起来也会有些难度。

南瓜

南瓜挑选粗细均匀、平滑一点、沉甸甸的，口感会更佳。

白萝卜

白萝卜挑选时，要以菜叶鲜翠直挺、少量为优先，叶子太过软长代表采收时间过久，白萝卜很可能已经不新鲜了，口感容易干瘪、无水分。白萝卜表皮最好无裂痕且不过白，有裂痕的白萝卜在清洗过程中，农药容易沿着缺口渗进果肉，过白的白萝卜则可能是浸泡过漂白水。

芋头

在挑选芋头时，第一步要先观察外表，注意皮毛下方的果肉是否发霉腐烂、硬化或干枯，不要选择有斑点的。新鲜的芋头带有泥土的湿润气息，通常较硬，软化的通常过老。果形差不多的芋头以质轻为佳，重量较重的，含水量较多，口感不如前者好。

土豆

挑选土豆时，以外表肥大而均匀的为上选，尤其是圆形土豆的为佳，不仅营养较好，而且容易削皮。表皮以深黄色为佳，皮面干燥、光滑不厚、芽眼较深，并且没有机械损伤、病虫害、冻伤、发芽以及枯干现象，才是较好的土豆。

牛蒡

牛蒡身形细长，市面上多是出售牛蒡的根茎部分，其组织中拥有丰富的纤维质，这些纤维质非常容易木质化，若是过度成熟，容易老硬、难吃。挑选牛蒡时，以形状笔直无分岔、整体粗细均匀一致者较佳，表皮最好呈淡褐色、不长须根，质地细嫩而不粗糙最好。

新鲜蔬菜的
挑选 & 清理方法

包菜

叶子厚的比较新鲜，一般在超市里出售的会用保鲜膜包装，容易辨认。叶子变黑的则不宜挑选。

白菜

好的白菜一般根部会带有光泽。如果有切半的白菜出售，最好选择叶子紧密的。

菠菜

挑选菠菜时要看根部是否红润，菜叶颜色是否够深，叶子是否饱满。

黄豆芽

黄豆芽价格低廉，营养价值高，但易失去维生素C，泡在水里看似新鲜，但维生素C已经溶解在水里了。

小白菜

选购小白菜时，以外表生意盎然而直挺、叶片完整有光泽为优先选择。若是叶片变软发蔫，就代表小白菜失去了鲜度；若是菜色黯淡、无光泽，甚至夹有枯黄菜叶及腐烂叶、虫斑遍布，则为质量低劣的小白菜，应该避免购买。

上海青

挑选上海青要以植株挺实为主，除新鲜之外，口感也较为脆甜；另外，接近根部的茎要宽大，不仅滋味较浓郁，水分也充足；叶面须呈翠绿，若发黄、枯萎则代表放置过久；茎不可有断裂现象，若出现断裂现象，很可能是遭受过挤压或撞击。

西芹

在西芹的挑选上，要以茎部粗壮硬挺为上选，长度最好不要太长，末端明显缩小最好；叶子不要过于茂盛，叶子颜色要以新鲜翠绿为首选；叶茎呈现浅绿色且多肉，在新鲜状态下，应该是鲜亮、青翠的，芹菜茎部应有足够分量。

紫包菜

紫包菜虽然相较一般包菜质地较硬，但甜度高，常用于生菜沙拉中。挑选时，注意底部白色部分须白皙，若是泛黄、发黑，代表存放过久，已失去新鲜度。要挑选好吃的紫包菜，可用指甲轻压茎部，如果指甲抠下有"啵"声，代表清脆可口。

打造宝宝健康人生的蔬果魔法

植物是人类最早的食物，也是最好的朋友！近年来，植物营养素的概念蔚为流行，人们普遍开始重视及检视自己摄取的植物营养素是否足够。

健康 & 全营养的饮食计划

部分爸妈正在为宝宝的饮食习惯感到困扰，这些宝宝不习惯蔬果的纤维口感，甚至产生排斥心理，追根究底都是由于断乳时期没有为宝宝建立一套健康而营养均衡的饮食计划。

红色蔬果力

红色蔬果含有大量花青素及茄红素，前者可强化微血管弹性、促进循环，并发挥保护视网膜的作用；后者能够帮助强化心脏，使人精神焕发，维持体温及增强血液循环，并帮助身体清除自由基，使其免去侵害，具备很强的抗氧化效用。

由于具备高度抗氧化功能，可因此改善情绪焦虑，也有助纾解疲劳，可说是血液中铁质的最佳来源之一。茄红素可以提升肝脏机能、健全消化器官、解除便秘，以及促进尿道系统健康、预防糖尿病，并增强表皮细胞再生、防止皮肤衰老，更可以大大降低罹癌几率。

橙黄蔬果力

橙黄色蔬果含有大量的植物营养素，如类生物黄碱素及胡萝卜素，前者可阻挡自由基对身体产生不好的作用；后者含有大量β-胡萝卜素，这些β-胡萝卜素进到人体可以转化成维生素A，维持眼睛和皮肤的健康，让皮肤粗糙及夜盲症的状况获得改善。

橙黄色蔬果所含的植物营养素，具备抗氧化、抗衰老作用，可以维持造血功能、提升免疫力、以及降低罹癌几率，还可改善消化系统毛病，具有益气健脾、保护心血管系统、维护心脏健康等多重作用。

橙黄色蔬果大多具有甜味，建议做成零食或酱汁应用在断乳食谱中，甚至可以让有肥胖问题的孩子当做糖类来食用，让孩子只接触天然甜味，降低对身体的负担。

绿色蔬果力

绿色蔬果含有大量植物营养素，如黄体素、叶绿素、镁及钾等，黄体素可预防及减慢视网膜黄斑病变的发生，有助视力健康的维护，也可预防白内障、心脏病及癌症、强健骨骼与牙齿；叶绿素有助加快新陈代谢，并参与造血、延缓老化，甚至能够降低血压及胆固醇。

镁可以防止钙与钾的流失，维持骨骼生长及神经肌肉的构成，并维护肠道功能的健全及平衡。钾可说是人体内极为重要的矿物质之一，不但可以维护蛋白质的正常代谢，还能够维持细胞内正常的渗透压，更可以维护心肌功能的正常。

蓝紫色蔬果力

蓝紫色蔬果富含前花青素以及花青素，前花青素主要功能则是抗氧化、抗衰老作用、增进记忆功能，及有助预防心脏病、癌症、促进呼吸及尿道系统健康，除

具有保护血管的作用、维护人体血液循环系统的健康，还能够阻止胆固醇囤积在动脉管壁上，进而维护血液流通的顺畅。花青素对视力衰退及眼睛疲劳、视网膜病变具有预防功效，以蓝紫色蔬果外表来看，其颜色越深，花青素的含量越高。

白色蔬果力

白色蔬果可以增进肺功能，使人呼吸顺畅、保持皮肤健康、充满活力并提高抵抗力，其富含花黄素，可通过抗氧化作用来减缓老化，其抗癌作用也可阻止癌细胞的扩散。整体而言，白色蔬果所含的植物营养素可以维护心脏健康、降低胆固醇，对呼吸系统也有好的帮助，并能协助排出体内的有害物质、提高免疫力及降低罹癌风险。

生病宝宝的重要特征

新生儿黄疸、手足痉挛以及低血糖症

新生儿黄疸原因和症状

出生1周左右，宝宝的皮肤和白眼珠部分呈黄褐色的症状就是"新生儿黄疸"。皮肤和眼睛在胆红素的色素作用下变黄色。即使是健康的新生儿，也容易罹患黄疸。正常婴儿罹患的黄疸称作"生理性黄疸"，一般会在出生后3~5天内发生，过7~10天消失。

引起黄疸的胆红素大多来自血液的红细胞，新生儿因为红细胞容易破裂，所以会生成大量的胆红素，这些胆红素应由肝脏清除。然而新生儿肝功能尚未成熟，因此，即使身体健康也容易患黄疸。不过，有些黄疸却可能是由败血症、肝炎、内出血等引起，因此需要仔细地检查。

新生儿黄疸治疗及预防方法

母乳喂养的宝宝如果罹患黄疸，症状有时会持续10天以上，这时应当在接下来的1~2天里中止哺乳，观察黄疸是否是由母乳引起。如果停止喂奶后，黄疸痊愈，就表示是"母乳黄疸"。因为喂母乳期间，宝宝肝脏中能够去除胆红素的脂肪酸成分会增加。"母乳黄疸"不是由母乳不良所致，所以婴儿痊愈后仍须继续哺乳。

新生儿罹患黄疸后，并不是都能够自行痊愈。如果黄疸是在出生后24小时之内出现，或持续10天以上，黄疸数值超过14毫克/分升，则有可能是疾病性黄疸。这时需要带宝宝到小儿科检查，确认原因和程度，并立即采取救治措施。治疗黄疸的方法有药物治疗、强烈的荧光治疗、光线治疗、交换输血等。

手足痉挛原因和症状

早产儿或者妈妈患有糖尿病的新生儿最容易发生手足痉挛，有一部分吃奶粉的婴儿可能会在出生7~10天发生痉挛。当肠胃出现吸收障碍，导致钙和磷的吸收率降低时，也容易发生痉挛。这种痉挛表现于全身，手腕和大拇指向内侧弯曲，脚掌呈杯状，脚趾难以伸直，吸气时发出像公鸡鸣叫的声音，还容易导致窒息。

手足痉挛治疗及预防方法

产生手足痉挛是因副甲状腺功能不全所致，只要给宝宝喂添加钙的特殊调制乳粉，经过2~3周即可治愈。手足痉挛与缺钙有关，因此需要补充钙质，但这时可能会影响心脏功能，所以必须经常进行听诊和心电图检查。

低血糖症原因和症状

早产儿或低体重儿会因为缺乏储藏的肝糖而出现低血糖症状。另外，当妈妈患有糖尿病时，宝宝血液中含有分解糖分的胰岛素分泌较多，进而导致血糖降低。症状是脸色苍白，经常将吃进去的食物呕吐出来，严重时身体颤抖、呼吸困难、皮肤苍白、全身痉挛。

低血糖症治疗及预防方法

血液内的葡萄糖含量少，脑功能容易产生障碍，进而导致疾病。这时，应当详细地记录宝宝的症状，然后带宝宝到医院检查，做出准确的诊断。

增强宝宝抵抗力的美味料理

香菇白肉粥

材料 白米粥60克，鸡胸肉20克，干香菇2朵，食用油少许，海带高汤45毫升

做法
1. 干香菇泡软，切碎；鸡胸肉氽烫后，取出切碎。
2. 热油锅，加入鸡肉泥、碎香菇翻炒，再倒入海带高汤和白米粥，熬煮成稠状即可。

先天性喉喘鸣原因和症状

先天性喉喘鸣是新生儿常患的疾病，因声带过分松弛、会厌部柔弱或气管狭窄而引起。吸气时能听到喉鸣和"嘎嘎"的声音，有时会出现严重的呼吸困难。

先天性喉喘鸣治疗及预防方法

新生儿很容易罹患此种疾病，不过大部分能痊愈，所以不必采取专门措施。一旦诊断为先天性喉喘鸣，就要持续地观察宝宝的状态。宝宝俯卧时，呼吸会变得容易，"嘎嘎"的声音也减轻。不过为了安全起见，还是应当接受专业医生的检查，确认是否有其他疾病。

先天性胆道闭锁症原因和症状

先天性胆道闭锁症是指因为没有形成胆道，胆汁无法排到肠道而处于停滞状态，继而对肝脏造成损伤。它会使黄疸症状持续，大便呈白色，发展为肝硬化后最终死亡，是一种非常可怕的疾病。如果患病时间过长，还会出现消化障碍。大便呈白色是因为大便中没有胆汁。

先天性胆道闭锁症治疗及预防方法

这种疾病如果不及早治疗，黄疸会逐渐严重，危及健康，应当抓紧时间确诊疾病并实施手术。新生儿的大便如果呈白色，就应当立即到医院检查。

鹅口疮原因和症状

鹅口疮是由白色念珠菌引起的口中长白斑的疾病。早产儿、身体虚弱和免疫功能低下的婴儿容易患此疾病，如果疏忽新生儿口腔清洁，或者奶嘴、奶瓶消毒不彻底，也容易患此病。症状的表现为口中长着许多白色斑点，有疼痛感，斑点脱落时会出血。口中的霉菌有可能流入肠道，引起腹泻。

鹅口疮治疗及预防方法

到小儿科检查后，一旦确诊为由霉菌引起的鹅口疮，就应该按照医生的指示在宝宝的口腔中涂抹制霉菌素或龙胆紫等治疗药物。在家中给宝宝洗澡时，要用柔软的纱布浸水后擦拭口腔。平常还要严格地将奶瓶和奶嘴进行消毒，妈妈要时刻保持双手清洁。

肚脐疝气原因和症状

宝宝出生7~10个月时，脐带脱落后，就会长出正常的肚脐。这时，部分新生儿因为肚脐部位的肌肉柔弱，肚脐不能完全愈合，在皮肤及肌肉附近留下小孔，部分肠子挤过来并向肚脐部分凸出，这就是肚脐疝气。症状表现为肚脐部位的皮肤上有硬币大小的凸起部分。

肚脐疝气治疗及预防方法

当肚脐疝气严重，或持续1年以上，突出部分中有肠子时，应当接受专业医生的检查。如果肚脐有疝气症状，应当前往医院就诊，并定期检查。

提升宝宝元气的健康料理

山药秋葵

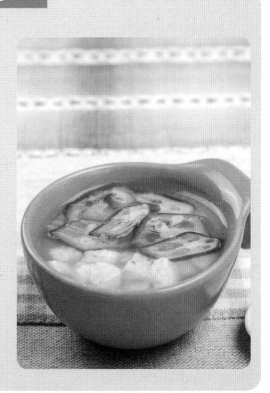

材料 山药30克，秋葵3根，高汤适量

做法
1. 山药去皮后煮熟，切块备用。
2. 秋葵洗净、去头尾后焯烫，切成片。
3. 将高汤放入锅中加热，待煮沸后，放入山药、秋葵搅拌均匀，待再次煮沸后，即可关火盛盘。

早产宝宝常见的疾病

暂时性呼吸增快、败血症、脑膜炎、贫血以及感冒

暂时性呼吸增快原因和症状

早产儿因为肺部还没有成熟，因此容易发生呼吸困难症候群。有些会在出生2~3天内感到呼吸困难，每分钟呼吸次数达60~100次，这就叫暂时性呼吸增快。正常情况下，2~3天后会自然恢复。

暂时性呼吸增快治疗及预防方法

帮婴儿静脉注射葡萄糖和电解质溶液，并进行人工氧气呼吸，2~3天就可以痊愈。

败血症原因和症状

细菌进入血液中，引起低血容量性休克，及破坏主要脏器功能的疾病，称为败血症。罹患败血症时，会出现呕吐、腹泻、腹部胀满、呼吸困难、发热等症状。

败血症治疗及预防方法

如果采用了适当的抗生素，在细菌感染早期进行治疗，就不会造成太大的问题，但如果感染了毒性强的细菌，即使是采取抗生素治疗，仍有危险。

脑膜炎原因和症状

早产儿的免疫系统尚未成熟，尤其是在28周之前出生时，没有从母体中获得抗体，因此无论是出生前、后，都容易被感染。脑脊髓膜炎，是指围绕着脑和脊髓的脑脊髓膜出现发炎症状，表现症状为精神不振、呼吸困难、发热等。

脑膜炎治疗及预防方法

如果是感染几率高的早产儿，为了防止细菌繁殖，应当预先注射抗生素。医院通过抽取婴儿的血液、尿液或脑脊髓液来判断是否感染。细菌引起的发炎症状要利用抗生素治疗，按照细菌和感染程度的不同，应使用不同的抗生素。

贫血原因和症状

早产儿在出生前体内没有足够的铁质，因此必须单独供应铁质，否则，在出生后6个月之前容易因铁质不足而罹患贫血。早产儿红细胞寿命短暂，所以容易罹患贫血。如果婴儿和妈妈的血液分属不同血型，情形会更加恶化。婴儿出生后1周内体内会制造新的红细胞，但如果是早产儿，医院为了检查会经常抽血，因此需要输血。

贫血治疗及预防方法

早产儿通常采用输血治疗，也可以使用制造红细胞的红细胞生成素。体重在2.5千克以下的早产儿，需要从出生8周起连续摄取3～4个月的铁，每千克体重摄取1～3毫克。

感冒原因和症状

感冒是发生于呼吸器官的代表性疾病，由病毒引起，主要发生于鼻腔和咽喉。感冒症状表现为发热、咽喉肿胀、流鼻涕、咳嗽，有时同时出现上述症状，有时则依次出现。

对婴儿来说，感冒不仅是呼吸器官的疾病，还会伴随着呕吐、腹泻等消化器官的疾病。在几百种感冒病毒中，如果感染了随着天气转凉而出现的轮状病毒，就会同时对呼吸器官和消化器官产生影响，除了感冒症状之外，还会因厌食、腹泻、呕吐而引起脱水，让婴儿筋疲力尽。

感冒治疗及预防方法

如果体温超过38℃，可以用温水浸过的毛巾进行按摩以降温。鼻子堵塞严重时，可以用加湿器将室内湿度调整到50％～60％，使鼻子通畅。如果利用棉花棒或鼻吸入器等吸鼻子有可能会伤及鼻黏膜，建议不要经常使用。咳嗽是释放体内有害细菌的信号，因此不应该未经医生指示使用止咳的药物，如果咳嗽不停，有可能导致水分缺乏，要多喂宝宝白开水，以补充水分。当同时伴有腹泻或呕吐等消化器官疾病时，要喂少量米粥之类易消化的食物。如果大量出汗湿透内衣，应该擦净汗水，并经常更换衣服。对宝宝而言预防感冒是最重要的。帮宝宝穿上多层薄衣服，以利于体温调节，从外面回来后要洗净手脚。

经常在宝宝身上出现的疾病

肠炎以及中耳炎

肠炎原因和症状

由轮状病毒引起，分为病毒性肠炎和细菌性肠炎。经常发生在新生儿身上的肠炎大部分为病毒性肠炎，其中最普遍的就是假性霍乱。假性霍乱是由轮状病毒引起的疾病，从初秋时节开始肆虐。

通常由沾有细菌的衣服、玩具和食物传播。患了肠炎后，通常会先发热，紧接着开始腹泻和呕吐，症状严重时还会在腹痛的同时伴有腹泻和呕吐，可能引起脱水，甚至会威胁生命。起初呕吐的是摄取的食物，症状严重后将吐出混有胆汁的绿色胃液。几小时后开始腹泻，吃奶的婴儿会排出白色像淘米水的粪便。腹泻持续2~3小时，如果在这期间未摄取到足够的水分，则很容易引起脱水症状，发生脱水时，婴儿脸色苍白、唾液干涸、尿液量显著减少，而且哭泣时不见眼泪。

肠炎治疗及预防方法

肠炎因为伴随着发热，容易使妈妈误认为是单纯的感冒。发热严重时，应当先用退热剂降温。如果宝宝吐出退热剂，可以尝试使用栓剂。使用栓剂和服用口服药一样，都要掌握恰当的量。如果用药后发热症状依然严重，可以用30℃左右的温水擦拭全身。

呕吐和腹泻严重时，容易引起脱水，因此应当经常喂电解质溶液。另外，需要按照专业医生的指示，小心地喂宝宝母乳或米粥、白开水、利于治疗肠炎的特殊奶粉等食物，以补充营养。腹泻可能会使婴儿臀部溃烂，因此应当时时刻刻保持肌肤清洁。

肠炎有很强的感染性，因此预防最重要。平日要勤洗手，并保持环境的清洁，接触过腹泻的婴儿后，必须立即洗手，尤其是换完尿布之后，应用肥皂洗手。此外，要认真地清洗宝宝的手和脸，经常给宝宝更换衣服并要细心地洗涤。

中耳炎原因和症状

大部分中耳炎是感冒的并发症，过敏性鼻炎或周围的各种有害物质，也有可能引起中耳炎。据统计，80％的婴儿在3岁前都曾罹患过中耳炎，中耳炎发生率会如此之高，是因为婴儿耳中的耳管长度比成人短，且比较直，因此细菌可以长驱直入而引起感染。

当受到感冒、过敏、香烟气体等刺激，耳管浮肿时，耳管功能就会被削弱并引发中耳炎。患中耳炎后，婴儿会持续39℃以上的高烧，夜间尤其显得烦躁，吃奶后会吐出来，摸耳朵时会大哭。当鼓膜破裂或转化为慢性疾病时，耳朵中会流出脓水，出现听力下降的症状。

中耳炎治疗及预防方法

罹患急性中耳炎时，应当立即到医院接受治疗。医生通常会使用适当的抗生素、消炎剂、抗组胺剂等进行治疗，治疗需要2周以上的时间，期间即使是高烧退去，疼痛消失，也不能立即停止，否则最终将发展为慢性中耳炎，严重时还会损伤听力。中耳炎复发的几率较高，罹患感冒时，必须接受医生的诊断。

增强宝宝抵抗力的可口料理

西红柿牛肉粥

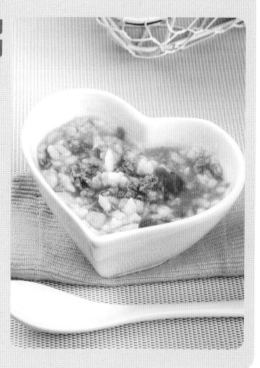

材料 白米粥60克，牛肉末20克，西红柿50克，土豆50克，高汤60毫升

做法
1. 土豆蒸熟后，去皮、磨泥。
2. 西红柿用开水焯烫后，去皮、去籽，再剁细碎。
3. 锅中放入高汤和白米粥煮滚，再放入牛肉末、西红柿熬煮一下，最后放入土豆泥搅拌均匀，略煮即可。

21

肺炎以及扁桃体炎

肺炎原因和症状

　　肺炎是因为肺部感染而产生发炎，是一种比较严重的呼吸器官疾病。肺炎大多由病毒引起，也可能由支原体引起，不满2岁的婴儿通常都是第一次罹患肺炎。但婴儿患感冒、麻疹、百日咳等疾病后也可能会引起肺炎，因此对待婴儿肺炎要采取审慎态度。

　　发热、感冒等肺炎主要症状与感冒相似，但高烧和呼吸困难却和感冒不同。罹患肺炎时，婴儿呼吸困难，呼吸次数每分钟超过50次，每次呼吸时鼻子都会一张一合，脸和嘴唇、手指、脚趾变得苍白。有些婴儿会出现腹泻、痉挛症状，变得毫无气力，食欲不振；罹患病毒性支气管炎时，会突然出现恶寒，身体温度会升至39～40℃。刚罹患肺炎时，症状较轻，起初可能会被误当成感冒治疗，几天后才能诊断出肺炎。到小儿科医院检查时，如果医生怀疑为肺炎，可能会拍摄X光片或建议你带宝宝到大医院检查。

肺炎治疗及预防方法

　　宝宝罹患肺炎后，大部分的妈妈认为必须住院治疗，其实并没有这个必要，不过，疾病种类繁多，症状也大相径庭，最好听取医生的建议。有些父母给宝宝吃药时，如果症状有所好转，就会停止服用，这种做法并不好，药物必须吃完一定疗程才能奏效。有一种预防针是肺炎预防接种，但这种预防针只能预防肺炎球菌引起的肺炎，并非对所有种类的肺炎起作用。

　　因此，通过预防接种来预防肺炎不是绝对可靠的。如果是病毒性肺炎，可以在医院经过治疗痊愈。虽然没有预防肺炎的完善方法，但良好的生活习惯无疑是非常有益的。经常洗手洗脚，充分休息，吃有营养的食物，可以预防换季时的呼吸器官疾病。

扁桃体炎原因和症状

　　急性扁桃体炎通常由感冒的二次感染和细菌的直接感染引起，罹患热感冒时，颈部容易肿大，并产生发炎。婴儿罹患中耳炎时，扁桃体也可能严重地肿大。罹患急性扁桃体炎时，颈部疼痛，吞咽食物时有疼痛感，而且全身麻痛发热。

如果扁桃体炎发病频繁，导致扁桃体增大，就会堵塞婴儿的鼻孔。这时，婴儿只能用嘴巴呼吸，无法熟睡，成长速度也较同龄者缓慢。有时，婴儿会出现鼻后腔滴流，使中耳炎反复发作，还可能引起呼吸停止症。

扁桃体炎治疗及预防方法

罹患扁桃体炎时，要使宝宝保持镇静，摄取充足的水分，喂柔软的食物。当发热或出现肌肉疼痛时，可以使用抗生素治疗。但是，如果因为反复的热感冒使疾病慢性化，那么很容易造成扁桃体肥大。

婴儿因扁桃腺增大而常罹患中耳炎或急性病毒性鼻炎，以及因扁桃体炎引起齿列异常时，或者因频繁的扁桃体炎引起发育障碍时，需要进行手术治疗。随着年龄的增长，扁桃体将变小，满3~4岁前不宜手术。

充沛宝宝体力的美味料理

茭白金枪鱼粥

材料 白米粥 60 克，金枪鱼肉 15 克，茭白 20 克，海带汤 60 毫升，海苔粉适量

做法
1. 海带汤加入白米粥中熬煮。
2. 茭白洗净后，焯烫、切细末；金枪鱼肉切碎备用。
3. 将茭白、金枪鱼肉放入白米粥中，直至所有食材熬煮软烂为止。
4. 最后撒上海苔粉拌匀即可。

异位性皮肤炎原因和症状

发生异位性皮肤炎大体上是食物过敏原（诱发过敏的物质）和霉菌等环境性因素造成。对2岁之前的婴儿而言，食物是重要的诱因，过敏原大量存在于牛奶、蛋白、花生、面粉、橙子等食物中。4～5岁之后，环境性因素发挥出更大的作用，除了煤烟之外，日常生活中经常接触的尘螨、动物毛、花粉、细菌、病毒或真菌类等感染都可能成为病因。其他还包括遗传因素、心理压力等，有时多种因素会同时发挥作用。

异位性皮肤炎的代表性症状，是先出现瘙痒的红色斑点，然后出现水泡，再出现流脓水的痂。周岁前多出现于两颊、颈部、头部、耳朵上，周岁之后多出现于手臂或小腿等明显的部位，3～4岁时移至手臂内侧、膝盖内侧、耳朵下侧等褶皱部位。如果宝宝因为无法忍受瘙痒而不断抓抠，会因为二次感染出现发炎，并流出脓水。反复经历这些过程后，将导致宝宝的皮肤越来越厚，而且变得粗糙。

异位性皮肤炎治疗及预防方法

治疗异位性皮肤炎最基本的方法就是保持皮肤的清洁。皮肤上的杂质越多，瘙痒越厉害，因此流汗时要及时用湿毛巾擦净，或给宝宝简单地淋浴。可以用温水帮宝宝洗澡，最好在10分钟之内结束，建议使用异位性皮肤炎专用洗涤剂，不能用澡巾来刺激宝宝的皮肤。沐浴后，在水分蒸发之前，要充分涂抹保湿霜。

宝宝处于婴儿期时，喂母乳比牛奶好，像蛋白、奶酪、面粉等食物尽量在满周岁之后再喂。此外，排除引起异位性皮肤炎的环境性因素也很重要。为了防止尘螨和细菌的繁殖，应尽量避免使用地毯及窗帘，寝具要经常用热水清洗，并在阳光下快速晒干。瘙痒严重时，可使用缓和瘙痒症状的软膏，但为了避免药剂的副作用，必须严格遵循医生的处方和指示。

过敏性鼻炎原因和症状

过敏性鼻炎分为季节性鼻炎和常年性鼻炎。季节性鼻炎是多发生于换季期的鼻炎，症状为清晨流鼻涕和打喷嚏。常年性鼻炎是慢性疾病，没有典型的鼻炎症状，看似感冒却终年无法痊愈。过敏性鼻炎和感冒不同，打喷嚏症状严重，鼻涕是透明的。罹患鼻炎时，全身没有其他症状，但眼睛周围会发红，而且发痒。

过敏性鼻炎治疗及预防方法

如果罹患了过敏性鼻炎，最好不要在家里自行治疗，应当在发病后立即赶往医院，接受专业医生的治疗。因为，如果妈妈不加辨别就盲目地给婴儿喂止鼻涕的药物，很容易使过敏性鼻炎转化为慢性鼻炎。

医院通常使用抗组胺剂进行治疗，不过由于该药物有可能引起多种副作用，所以应当咨询专业医生，以确保安全。如果宝宝天生是过敏性体质，就要限制摄取牛奶、鸡蛋、鱼、贝类、豆等容易引起过敏的食物，避免接触经常掉毛的宠物、布娃娃、尘螨或霉菌容易繁殖的地毯、毛织物或毛皮服装、被子等，室内还要避免种植花草。婴儿罹患食物过敏或异位性皮肤炎后，就等于已经跨入过敏性疾病的"大门"，应格外注意。

加强宝宝免疫力的好吃料理

鸡肉双菇粥

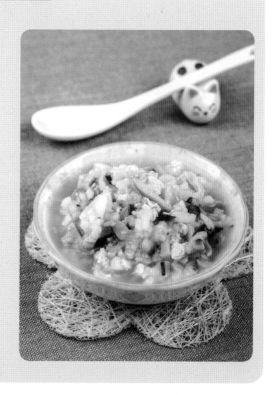

材料 白米饭 30 克，鸡胸肉 20 克，新鲜香菇 10 克，秀珍菇 10 克，鸡高汤适量

做法
1. 鸡胸肉除去油脂，煮熟后剁碎。
2. 新鲜香菇和秀珍菇洗净，用开水焯烫后剁碎。
3. 锅中放入白米饭、水和鸡高汤熬煮成粥，再放入剁碎的香菇、秀珍菇熬煮片刻。
4. 最后再放进鸡胸肉，搅拌均匀后关火即可。

Chapter
2

料理魔法
让食物变好吃了

● 宝宝不爱的咀嚼型食物：竹笋、牛蒡、空心菜

● 宝宝不爱的缺水型食物：猪瘦肉、土豆、牛肉

● 宝宝不爱的刺激嗅觉食物：青椒、韭菜

● 接受度高的变身食材：西红柿、南瓜、包菜、玉米、
菠菜、西兰花、豆腐、鸡肉、香蕉、猕猴桃

家中宝宝有偏食的坏习惯吗?

了解几个料理小窍门,

就可以让餐桌上不受欢迎的特殊食物,

摇身一变成为美味料理!

咀嚼型食物、缺水型食物、刺激嗅觉食物,

通通成为宝宝接受度高的美味料理。

宝宝不爱的
咀嚼型食物

竹 笋

竹笋中含有大量人体难以溶解的草酸及粗纤维，前者会在肠胃道中与其他食物的钙质结合，进而影响对钙、锌的吸收；后者则对牙齿尚未发育完善的宝宝造成咀嚼上的不便，可能就此引发宝宝抗拒进食。因此最好等到宝宝满一岁后再适量食用，并且注意选用嫩一点的竹笋烹饪，先用开水煮过，可去除草酸，口感也更好。

➕ 主要营养素

优质蛋白质、维生素、膳食纤维

竹笋含有丰富的植物蛋白、胡萝卜素、维生素C、膳食纤维，以及人体所需的8种氨基酸，并含有含氮物质，构成独特的清香。但要注意性寒，应适量食用。

❗ 食疗功效

竹笋具有开胃、促进消化、增强食欲、预防便秘等功效，能够帮助增强人体免疫功能，促进肠胃蠕动，并降低体内多余脂肪，属于低脂、低热量的天然食物，尤其适合有便秘症状、营养过剩或体型肥胖的宝宝食用。

➡ 选购保存

竹笋购买时要挑选弯弯的牛角型、整体呈具光泽的黄色，注意外表没有虫咬或伤痕，并且底部圆润，切口为白色、触摸时柔滑细致；若是笋尖带有绿色则表示纤维已经变粗、带有苦味，应避免选购。买回家后也最好马上烹调，蒸煮后上盖冷藏，约可保存一周。

搭 | 配 | 宜 | 忌

宜

竹笋 + 鸡肉
暖胃益气、增强免疫力

竹笋 + 木耳
可养心润肺、促进消化

忌

竹笋 + 羊肉
容易导致腹痛

竹笋 + 芒果
降低营养价值

切丝可减轻宝
宝肠胃负担

笋丝豆腐羹

材料

豆腐 100 克　　　竹笋 50 克
盐适量

做法

1. 将豆腐和竹笋分别洗净后，切成
细丝。
2. 取一只汤锅，倒入适量清水，接着
放进豆腐丝和笋丝，开大火煮沸。
3. 起锅前放入适量盐调味，拌匀即可。

竹笋鸡肉丸粥

材料

竹笋 30 克　　鸡肉 30 克
白饭 50 克

做法

1. 竹笋去壳、洗净，切成片。
2. 鸡肉剁成泥后搅拌至有黏性，搓成
丸子后过水煮熟备用。
3. 锅中放入清水、白饭及笋片，煮至
浓稠。
4. 放入鸡肉丸，再加盐调味，煮至沸
腾即可。

三种软硬丰富
的咀嚼口感

宝宝不爱的咀嚼型食物

牛蒡

牛蒡营养丰富，有"东洋参"的美誉，是有记载以来最古老的药食两用蔬菜，对身体好处多多。但牛蒡性寒，吃太多可能会导致腹泻，并且过多的粗纤维可能导致消化不良，所以若是宝宝感冒或腹泻时，应该酌量摄取。为了保存牛蒡的营养素，也要避免长时间烹煮，或者反复熬煮。

➕ 主要营养素

膳食纤维、氨基酸、胡萝卜素

牛蒡含有丰富的膳食纤维、多酚类物质，以及钙、镁、锌等各种矿物质，还有七种人体无法自行生成的必需氨基酸，是蔬菜中营养价值非常完整的食材。

❗ 食疗功效

牛蒡具有解热利尿、帮助排便、保肝、促进消化、稳定情绪、抗发炎、抗氧化的功效，并能减少毒素和废物在体内积存，同时具有促进生长作用、增强体力、抑制肿瘤生长的药理效用，是非常理想的天然保健食物。

➠ 选购保存

挑选牛蒡时应该选择外表没有虫蛀、形状笔直、整体粗细均匀、表皮呈现淡褐色、质地细致的最好，才不会因纤维木质化，造成纤维老硬、口感不佳。同时因为牛蒡容易流失水分，回家后应尽早处理，食用时也应选择较细一端先食用，或先烫熟才比较容易保存。

搭 | 配 | 宜 | 忌

 宜

牛蒡 + 山药
可增加排毒效果

牛蒡 + 猪肠
可润肠、消水肿

牛蒡 + 牛肉
营养全面、减少寒性

 忌

牛蒡尚无禁忌搭配食材

结合宝宝喜欢
的食材

牛蒡鸡肉饭

材料

白米粥 70 克
鸡胸肉 15 克　　　牛蒡 15 克

做法

1. 鸡肉仔细切除薄膜、筋和脂肪后，切成小丁。

2. 牛蒡削皮后切碎，焯烫。

3. 取炒锅，倒入白米粥、鸡肉丁和牛蒡碎，均匀拌炒。

4. 用小火煨煮，直至粥汁收干即可。

添加容易吸收
的蛋白质

鲜虾牛蒡粥

材料

白米粥 70 克　　　虾仁 5 只
牛蒡 20 克

做法

1. 将虾仁洗净、去肠泥，氽烫后捣碎备用。

2. 牛蒡洗净、去皮，切丝后泡水去除涩味，再焯烫、切末备用。

3. 在锅中加入白米粥、牛蒡和虾肉，搅拌均匀，熬煮片刻即可。

宝宝不爱的咀嚼型食物

空 心 菜

空心菜不仅容易栽种、能防病治病，在日常菜色中能够应用变化的菜式也很多，是非常大众化的食材。但要将空心菜给宝宝食用时，应注意空心菜具有大量纤维质的特点，要把茎部的较难下咽且生涩的老梗摘去，方便宝宝食用。并且也要注意空心菜性寒滑利，宝宝若是体质虚弱或脾胃较虚寒，甚或腹泻时就不宜食用。

➕ 主要营养素

纤维质、维生素C、β-胡萝卜素

空心菜中含有丰富的蛋白质、纤维质、维生素C、胡萝卜素以及叶酸、矿物质钙和镁，对人体有诸多好处，但要服用药前应避免食用，以免降低药性吸收。

❗ 食疗功效

空心菜除了能够帮助宝宝保持正常生长发育、有效增强抵抗力，还可帮助眼睛发育、促进肠胃蠕动和消化，特别是还能帮助清洁牙齿、除口臭、防治便秘及降低肠道癌发生率，同时可以预防贫血及肠道内的菌群失调。

搭 | 配 | 宜 | 忌

宜

空心菜 + 鸡肉
促进维生素C的吸收

空心菜 + 鸡蛋
促进钙质吸收和牙齿发育

忌

空心菜 + 牛奶
将会影响钙质吸收

空心菜 + 木耳
过量纤维质容易造成腹泻

⏩ 选购保存

空心菜应该挑选茎干细、叶子深绿、切口不变色、水分充足的较为鲜嫩，口感较佳。通常空心菜农药含量较高，回家后应挑去枯黄或腐烂的叶子，切段并用清水漂洗；保存时要摊开晾干叶片上的水分，再包起来放入冷藏室，并最好在1到2天内尽快食用完毕。

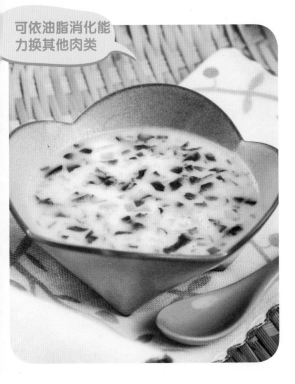

可依油脂消化能力换其他肉类

空心菜鸡肉粥

材料

空心菜 2 株　　　鸡腿肉 15 克
白饭 50 克　　　鸡高汤 200 毫升

做法

1. 空心菜取嫩叶，洗净后切段，茎切末；鸡腿肉切碎备用。

2. 将鸡肉和空心菜的茎放入锅中，拌炒至八分熟。

3. 加入鸡高汤及白饭，煮沸后转小火煮 10 分钟。

4. 最后加入空心菜叶，煮至全熟即可。

用电锅或烤箱也可以制作

空心菜肉饼

材料

空心菜 2 株　　　洋葱末 20 克
绞肉 100 克　　　食用油少许

做法

1. 将空心菜切成碎末，和洋葱末一起拌入绞肉中。

2. 等绞肉出现黏性，利用双手轮流抛摔，做成肉饼。

3. 起油锅，放入肉饼后利用锅铲轻轻压平，煎熟即完成。

宝宝不爱的缺水型食物

猪瘦肉

猪肉有许多部位可供选择，但为配合宝宝的肠胃消化能力，或怕引发肥胖、腹胀或消化不良等后遗症，猪瘦肉就成为补充蛋白质的上选，但却同时因油脂较少，会造成口感粗糙、不易吞咽，此时仔细选择料理手法就很重要。而在猪肉烹调前，也要注意需用清水冲洗干净，确保煮熟再吃，以免造成细菌感染、肠胃不适。

✚ 主要营养素

蛋白质、维生素B₁、铁质

猪瘦肉具有丰富的营养，如优良蛋白质、维生素B₁及矿物质，并且脂肪含量适当，能均衡营养需求，也是肉类中补铁的好选择。

❗ 食疗功效

猪瘦肉可以提供生长所需的热量、脂肪酸、血红素及促进铁质吸收，具有养血、改善缺铁性贫血等食疗作用，并且能有效修复组织、加强免疫力、促进血液循环，同时还能保护器官、消除身体疲劳、增强体质。

➤ 选购保存

新鲜猪瘦肉应该呈暗鲜红色、脂肪洁白，触感紧实有弹性，用手指按压能迅速恢复原状，并且具有鲜肉味及检验合格章，无黏液、汁液或腥臭味。而买回家的猪瘦肉应先用水洗净，接着分割成小块，依每次用量装入保鲜袋，再放入冰箱冷冻，但也应趁新鲜尽快食用。

搭 | 配 | 宜 | 忌

宜

猪瘦肉 + 白萝卜
解除腹胀、帮助通便

猪瘦肉 + 莲藕
滋阴补血、巩固脾胃

忌

猪瘦肉 + 杏仁
容易引起腹痛

猪瘦肉 + 菱角
降低营养吸收

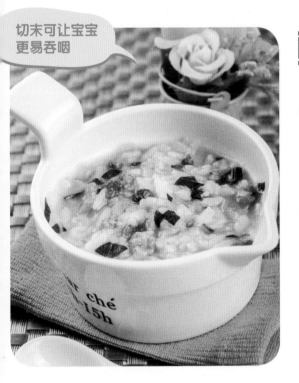

切末可让宝宝
更易吞咽

鲜肉油菜饭

材料

白饭 30 克　　　猪瘦肉 20 克
油菜 10 克　　　高汤 80 毫升

做法

1. 油菜洗净后,切碎备用。
2. 猪瘦肉剔去筋后剁碎备用。
3. 汤锅中倒入高汤及白饭,大火煮沸,再放入猪肉末,转小火续煮。
4. 待肉末全熟后放入油菜末,煮到汤汁收干即可。

以多层次口感
练习咀嚼

胡萝卜炒猪肉

材料

猪瘦肉 30 克　　　胡萝卜 20 克
葱花少许　　　　芝麻油少许

做法

1. 猪瘦肉切丝,加入芝麻油拌匀。
2. 胡萝卜去皮后,再切成和猪肉丝相同大小。
3. 热锅炒猪瘦肉,再放入胡萝卜拌炒。
4. 半熟时,放入葱花和 50 毫升水,熬煮至全熟即可。

宝宝不爱的缺水型食物

土 豆

土豆属于淀粉含量高的食材，但因水分含量较低，宝宝大约要过7个月、吞咽能力比较成熟时才能开始尝试；要尝试时也不妨挑选老土豆给宝宝食用，因为老土豆比较容易熟、比较粉，食用起来口感比较好。但值得注意的是，土豆切开后容易氧化变黑，最好尽快吃完，也不要浸泡在水里太久，以免营养素流失。

主要营养素

维生素C、膳食纤维、淀粉

土豆含有丰富的淀粉、膳食纤维、维生素C、铁、锌、镁和钾，以及人体必需的8种氨基酸，能够满足身体所需的多种营养，被称为"大地的苹果"。

食疗功效

土豆可以辅助治疗消化不良、疲劳等症状，并具有促进肠胃蠕动、帮助通便、增强免疫力、帮助骨骼和牙齿生长等功效，还能缓解负面情绪、促进大脑健康发育，同时对改善宝宝气喘或过敏体质也有一定的功效。

选购保存

土豆应选表皮光滑且大小均匀、芽眼较深的，尤其以圆形为佳，并且没有发芽、损伤或干枯现象，才是好的土豆。若是没有立刻使用，应储存在低温、无阳光照射的地方；也可以和苹果放一起，抑制土豆芽眼处制造生长素，不需密封，约可保存一周。

搭 | 配 | 宜 | 忌

宜

土豆 + 黄瓜
帮助消化及消暑

土豆 + 醋
能分解有毒物质

忌

土豆 + 西红柿
容易导致消化不良

土豆 + 石榴
可能引起中毒

加适量水可让
土豆变得滑顺

土豆奶油饼

材料

土豆 10 克　　　西兰花 15 克
胡萝卜 10 克　　原味芝士 1/2 片
水淀粉 3 毫升　　奶粉 30 克
面粉 30 克　　　食用油少许

做法

1. 土豆和胡萝卜去皮、蒸熟后捣碎备用。
2. 西兰花焯烫后剁碎；芝士切丁。
3. 将上述准备好的食材加入水淀粉、奶粉和面粉拌匀。
4. 锅中放少许油，倒入面糊，用中小火煎至两面金黄即可。

完整的营养素
一次满足

土豆香菇稀饭

材料

软饭 40 克　　　香菇 15 克
土豆 20 克　　　上海青 10 克
蛋黄半个　　　　牛奶 10 毫升

做法

1. 将香菇洗净后，切碎备用。
2. 土豆煮熟后去皮、磨碎；上海青焯烫后切成小段。
3. 热锅后放入蛋黄、牛奶、香菇末及上海青熬煮，再放入土豆和软饭，煮沸即可。

宝宝不爱的
缺水型食物

牛肉

牛肉的瘦肉多、脂肪少，属于高蛋白、低脂肪的优质肉类，对生长发育的宝宝特别有益，不过不宜食用过量，以免营养过剩、影响消化。并要注意纤维组织较粗，结缔组织也较多，切块时应横切将长纤维切断，而不是顺着纤维纹路切，否则会造成嚼不烂的情形；烹调时也应多以炒、焖、煎的方式来保持原有营养素。

➕ 主要营养素

维生素B_6、氨基酸、铁质

牛肉含有丰富的蛋白质、铁质、足够的维生素B_6以及丰富的矿物质，其中的氨基酸组成比起猪肉的更接近人体需要，对生长发育或改善虚弱体质很有帮助。

❗ 食疗功效

牛肉可以强健筋骨、补中益气、止渴止涎，对消渴、水肿、面色萎黄等体虚病症具有食疗作用，并且能够强化免疫系统、提升免疫力和预防缺铁性贫血，滋养性也很强，对脾胃虚弱、营养不良的婴幼儿有补益功效。

❯❯ 选购保存

选购牛肉时应该选择有光泽、红色均匀、肉质坚韧、脂肪洁白的，并且没有血水渗出、表面湿润不黏手；购买时也要留到最后再选购，以缩短接触常温的时间，才能尽可能保有牛肉的新鲜。回家后用餐巾纸包覆整块牛肉，平放入夹链袋中，就可以冷冻保存3天。

搭 | 配 | 宜 | 忌

宜

牛肉 + 土豆
能够保护胃黏膜

牛肉 + 芋头
补中益气又通便

忌

牛肉 + 板栗
容易造成腹胀、呕吐

牛肉 + 韭菜
会引发躁热上火

豆腐的滑嫩让牛肉口感提升

豆腐牛肉饭

材料

白米饭 20 克　　　豆腐 20 克
碎牛肉 15 克

做法

1. 豆腐切成 0.5 厘米大小的碎块。

2. 在锅里放入碎牛肉和适量水一起煮沸，再放入白米饭，用中火熬煮。

3. 待米粒膨胀后加入豆腐，用小火边煮边搅拌，煮熟后关火闷 5 分钟即可。

用牛肉末补足营养

牛肉烩饭

材料

牛肉末 30 克　　　胡萝卜 10 克
洋葱 20 克　　　　黑芝麻 5 克
白饭 60 克　　　　高汤 200 毫升
食用油适量

做法

1. 胡萝卜和洋葱分别洗净、去皮，切成小丁备用。

2. 起油锅，放入洋葱丁、牛肉末和胡萝卜丁翻炒；待牛肉末快熟时，加入白饭和高汤一起拌炒。

3. 收汁后撒上黑芝麻即可。

宝宝不爱的 刺激嗅觉食物

青 椒

拥有霸道气味的青椒是日常生活经常食用的蔬菜，口感脆嫩，味道清香，做成料理非常爽口，能够改善食物口味、增加食欲；但也有人害怕它的特殊气味，此时不妨先将青椒烤过或焯烫去皮，就可以降低青椒原本带有的呛味，提升接受度。除此之外，肠胃虚弱或咳喘的宝宝也要多加注意，应该慎重计算摄取量。

➕ 主要营养素

胡萝卜素、铁质及维生素A、维生素C

青椒含有青椒素、胡萝卜素及维生素A、维生素C、维生素K等多种营养成分，有芬芳的辛辣味，营养价值高。尤其维生素C含量为西红柿的3倍，在蔬菜中占首位。

❗ 食疗功效

青椒可以增强身体抵抗力、防止中暑、促进复原力、滋养发根和指甲，以及缓解疲劳、帮助造血，并且还能刺激唾液分泌、增进食欲、帮助消化、防止便秘和坏血病，对于贫血或牙龈出血也有辅助治疗作用。

➡ 选购保存

选购青椒时，并非越大越好，应该挑选外观厚实明亮、果蒂部分未腐坏、外表深绿没有变色，并且没有水伤或褶皱，摸起来不疲软的青椒。买回家后，若暂时吃不完，应擦去表皮的水分，用报纸及塑料袋包好，放入冰箱的蔬菜格里冷藏，约可保存一周。

搭 | 配 | 宜 | 忌

宜

青椒 + 苦瓜
能抗衰老、润肤明目

青椒 + 肉片
促进脂溶性维生素吸收

忌

青椒 + 黄瓜
影响营养成分的吸收

青椒 + 南瓜
破坏维生素C

以奶油香掩盖
青椒气味

蔬菜炒饭

材料

奶油 5 克　　　　熟糙米 60 克
香菇丁 20 克　　　青椒丁 30 克
红椒丁 30 克
蒸熟的青椒、红椒容器各半个

做法

1. 取平底锅，以小火融化奶油后，放入香菇丁和青椒丁、红椒丁一起翻炒。
2. 待蔬菜丁半熟时，放入熟糙米翻炒几下。
3. 炒至香味传出后，将锅中炒饭盛至红椒、青椒容器中即可食用。

蔬果汁是掩盖
气味良方

青椒苹果活力饮

材料

西红柿 100 克　　青椒 40 克
苹果 100 克　　　蜂蜜少许

做法

1. 将西红柿、青椒、苹果分别洗净，剔除青椒和苹果的籽，再切成片状。
2. 接着将所有材料一起放入果汁机中搅匀。
3. 用细筛仔细过滤后，加入适量的蜂蜜拌匀即可。

宝宝不爱的刺激嗅觉食物

韭菜

夏季热时不宜多食纤维老化的夏韭，而应该选择细嫩的春韭，并且必须使用在炒物或汤类中才能有效摄取维生素；如果在意其独特的呛味，也可以先焯烫后再使用，但应在短时间内完成料理，以免影响色香味。值得注意的是，温中开胃的韭菜在叶面上很容易残留农药，吃之前可以用洗米水或淡盐水浸泡，去除农药残留。

➕ 主要营养素

维生素A、膳食纤维、胡萝卜素

韭菜富含膳食纤维、蛋白质、叶酸以及维生素A、维生素C和锌、钙、磷等矿物质，更含有仅次于胡萝卜的胡萝卜素，是优越且具全面营养素的排毒蔬菜。

❗ 食疗功效

韭菜能够帮助排毒和肠胃消化、防止便秘，并具有调理肝气、杀菌消炎、提振食欲、改善贫血、促进血液循环、散瘀解毒、改善身体虚寒的功效，同时还能纾解压力、明目润肺，且降低伤风感冒等疾病的发生几率。

➡ 选购保存

韭菜在挑选时，要注意叶子挺直、颜色翠绿、茎部较细，并且切口平整、保水度佳，没有压伤或枯萎现象的才是上选。如果买回的韭菜不立刻食用，为了避免其特殊气味影响冰箱里其他食物，应该将其用密封袋封好后再放入冷藏室，并尽量在3到5日内食用完毕。

搭｜配｜宜｜忌

宜

韭菜 + 猪肉
促进维生素B$_1$吸收

韭菜 + 蘑菇
增强人体免疫力

忌

韭菜 + 蜂蜜
容易导致腹泻

韭菜 + 苦瓜
削弱营养素的吸收

用鲜美鸡蛋汤
去除气味

鸡蛋韭菜汤

材料

韭菜 10 克　　　　包菜 30 克
鸡蛋 1 个

做法

1. 将韭菜洗净后切去头部，取嫩叶切成小段备用；包菜洗净后，去老叶、切丝。

2. 取汤锅，放入适量清水与包菜煮滚后，再放入韭菜叶略煮。

3. 最后打入鸡蛋，拌匀即可。

对三文鱼过敏的
话可换其他鱼

韭菜三文鱼稀饭

材料

白米粥 70 克　　　　三文鱼 15 克
韭菜 1 株　　　　　　西兰花 1 朵

做法

1. 三文鱼烫熟后去除鱼皮和鱼刺，捣碎备用。

2. 韭菜洗净，取嫩叶切碎；西兰花洗净，取花蕊切碎备用。

3. 加热白米粥，再放入三文鱼、西兰花和韭菜拌匀，煮熟即可。

西红柿

酸酸甜甜的西红柿是许多宝宝喜爱的食材，具有多种料理形式，并且能增进食欲，连带有增加咸味和甜味、掩盖苦味的功用，在料理上能发挥绝佳的功能。值得注意的是，西红柿本身算是较容易过敏的食材，给宝宝食用时应该先少量尝试，稍微挑去西红柿皮，方便宝宝消化，并且不宜空腹食用，以免引起胃胀或胃痛等症状。

➕ 主要营养素

柠檬酸、茄红素、维生素C

西红柿中含有多种营养成分，除了一般熟知的天然抗氧化剂茄红素外，还有有益于人体吸收的葡萄糖、有机酸、纤维质、多种矿物质以及丰富的维生素。

❗ 食疗功效

西红柿能刺激胃部分泌胃酸，协助维持细胞良好代谢，具有清热生津、强健身体、促进肠胃蠕动、利水消肿、提高免疫功能、预防缺铁性贫血的功效，并且对口干舌燥、牙龈出血、肠胃疾病和便秘等有辅助治疗效果。

≫ 选购保存

西红柿应该挑选形状丰圆饱满、果肉结实，并且捏起来软硬适中，外表没有斑点、碰伤或裂痕，果顶也已经变红者为佳。一旦西红柿成熟，就应该避开阳光保存，或放入冰箱冷藏。而为避免西红柿挤压造成腐烂，注意不要将西红柿紧靠在一起，也要尽量在2天内吃完。

搭 | 配 | 宜 | 忌

宜

西红柿 + 花菜
能够提升免疫力

西红柿 + 豆腐
促进消化、增强抵抗力

忌

西红柿 + 南瓜
降低营养吸收

西红柿 + 红薯
引起呕吐、腹泻、腹痛

加热增进
茄红素吸收

西红柿鸡蛋汤

材料

西红柿 100 克　　葱 10 公克
鸡蛋 1 个　　　　盐适量

做法

1. 西红柿洗净，切块后氽烫去皮。
2. 葱洗净，切小段；鸡蛋打成蛋液。
3. 汤锅中放入适量清水和西红柿，煮滚后以画圆方式倒入蛋液。
4. 接着加入葱段和盐调味，沸腾即可起锅。

苹果增加
营养及口感

宝宝版
西红柿沙拉

材料

苹果 50 克　　　鸡肉丝 30 克
西红柿 1 个　　　沙拉酱少许

做法

1. 苹果洗净后，切块备用；西红柿洗净后切半，挖空果肉后，将果肉切小块。
2. 煮一锅滚水，放入鸡肉丝煮熟。
3. 取盘子，放入西红柿块、鸡肉丝、苹果块以及沙拉酱拌匀，再放入挖空的西红柿中即可。

接受度高的变身食材

南瓜

南瓜营养丰富，味道甘甜，能应用的料理手法丰富，可当做主食，可制作配菜，又可入药，是优质维生素A来源的重要瓜类，而维生素A可促进视力发展，对成长中的宝宝是不可或缺的维生素。值得注意的是，食用南瓜虽然好处多多，但宝宝最好满10个月后再开始尝试，并且在发烧中、吃中药期间也不要食用，以免病情恶化。

✚ 主要营养素

维生素A、B族维生素、β–胡萝卜素、纤维质

南瓜富含维生素A、B族维生素、纤维质、维生素C、南瓜多糖等营养。嫩南瓜维生素C及葡萄糖含量比老南瓜的丰富；老南瓜则是钙、铁、胡萝卜素的含量较高。

❗ 食疗功效

南瓜具有消炎止痛、化痰止喘、驱虫解毒等功效，还能保护胃肠道黏膜、帮助消化、增强免疫力、帮助眼睛正常发育、促进新陈代谢，并且预防宝宝皮肤敏感或感冒，以及改善宝宝由于便秘引起的身体虚弱等症状。

❯ 选购保存

南瓜选购时应该选蒂头枯黄干燥、外形无损害或黑斑且瓜梗蒂连着瓜身、光滑干净的南瓜。没有切开的完整南瓜可以在室内阴凉处存放半个月；已经切开的南瓜则要用保鲜膜包好，最多可冷藏一周。

搭 | 配 | 宜 | 忌

宜

南瓜 + 绿豆
能够止渴、清热解毒

南瓜 + 山药
帮助提神、补充元气

忌

南瓜 + 辣椒
破坏维生素C吸收

南瓜 + 虾
容易引起腹泻、腹胀

清甜海味启动
味蕾盛宴

南瓜蛤蜊浓汤

材料

南瓜 20 克　　　　蛤蜊肉 3 个
配方奶粉 7 克　　　鸡高汤 100 毫升

做法

1. 将南瓜洗净、去皮，蒸熟后磨成泥。

2. 蛤蜊汆烫后，取出肉剁碎。

3. 将配方奶粉加入 30 毫升的开水调成奶水。

4. 在锅里放入鸡高汤、南瓜泥、蛤蜊肉和配方奶水，用小火煮开即可。

自然甜味让
羊羹更加分

南瓜羊羹

材料

南瓜 30 克　　　　洋菜粉 5 克
牛奶 15 毫升

做法

1. 南瓜去除皮和籽，蒸熟后磨泥。

2. 锅中加入洋菜粉、牛奶和南瓜泥，边煮边搅拌，熬煮至洋菜粉完全溶化后放凉。

3. 盛盘后，放进冰箱冷藏 2 小时，待完全凝固后即可。

接受度高的变身食材

包菜

包菜具备自然甜味以及多种人体必需的养分与维生素，在料理中能够做很多应用来增添料理的香气与口感，是一般家庭每隔几天就会出现的菜种之一。但值得注意的是，腹泻中的宝宝不宜食用，并且包菜的烹煮时间要尽量缩短，食用前也要放进洗米水中浸泡20分钟来清除残留农药，才能真正吸收完整的营养素。

⊕ 主要营养素

膳食纤维、钙、维生素C

包菜属碱性食物，含有维生素C、维生素D、维生素E、叶酸、膳食纤维等营养素，以及丰富的微量元素，其中又以钙的含量最为丰富，对人体非常有益。

❶ 食疗功效

包菜中含有消炎杀菌的物质，食用后能对胃痛牙痛、咽喉疼痛、外伤肿痛等症状有食疗作用。包菜能够增进食欲、预防便秘、促进骨骼发育及血液循环，还能提高免疫力、预防感冒，对宝宝的生长发育十分有益。

❯❯ 选购保存

冬季挑选包菜时应选择扎实且外包叶湿润的；春季时则要挑选形状浑圆且有光泽的，并且要注意叶片上不能有裂缝，那代表已经过熟，吃起来会带有苦味。而包菜并不宜长时间存放，否则容易导致营养流失、亚硝酸盐沉积，封上保鲜膜最多只能冷藏7天。

搭 | 配 | 宜 | 忌

宜

包菜 + 香菇
强健骨骼、提振精力

包菜 + 青椒
丰富纤维能帮助消化

忌

包菜 + 黄瓜
影响维生素C的吸收

包菜 + 动物肝脏
造成营养成分流失

以蔬菜轻甜口感为宝宝开胃

田园蔬菜汤

材料

胡萝卜 20 克　　　白萝卜 10 克
花菜 20 克　　　　西芹 10 克
包菜 30 克　　　　盐适量

做法

1. 将所有材料洗净；胡萝卜、白萝卜去皮、切丁。

2. 包菜和西芹切碎；花菜切小朵。

3. 汤锅中注入清水后煮滚，再加入所有材料，盖上锅盖、转中火，炖煮至食材熟透即可。

天然原味尝出清甜健康

包菜通心面

材料

通心面 20 克　　　包菜叶 20 克
洋葱 20 克　　　　胡萝卜 20 克
南瓜 20 克　　　　高汤 200 毫升

做法

1. 通心面煮熟后捞出，沥干备用。

2. 将包菜叶切碎；洋葱、胡萝卜和南瓜切小丁。

3. 取汤锅，放入高汤、包菜、洋葱、胡萝卜和南瓜，待蔬菜煮熟后倒入熟通心面，再次煮沸即可。

接受度高的
变身食材

玉 米

玉米营养丰富，富含膳食纤维，黄澄澄的外表和香甜Q软的口感是宝宝菜单上的最爱，但要注意玉米并不容易消化，并且吞咽时容易呛到，最好等到宝宝满一周岁时再开始尝试少量的完整颗粒喂食。

搭 | 配 | 宜 | 忌

宜

玉米 + 花菜
开胃、帮助消化

玉米 + 小麦
提高蛋白质吸收率

忌

玉米 + 红薯
容易造成腹胀

玉米 + 牡蛎
阻碍锌的吸收

➕ 主要营养素

膳食纤维、叶黄素、卵磷脂

玉米是谷类中的佳品，含有丰富膳食纤维、β-胡萝卜素、叶黄素、维生素E、蛋白质、异麦芽低聚糖及卵磷脂等营养素，并且色泽活泼，容易引发食欲。

❗ 食疗功效

玉米具有帮助神经前导物质生成、开胃、增强记忆力、活络脑细胞的作用，并且可以刺激肠胃蠕动、预防便秘和白内障、促进肠内毒素排出，同时促进骨质形成，维持骨骼和牙齿的强度与密度，也能使肠道菌群平衡，保持肠道健康，对宝宝的生长发育大有帮助。

➡ 选购保存

玉米应该挑选外叶翠绿、玉米粒整齐饱满、色泽金黄，并避开有水伤或凹米状况的玉米为佳。选购回家后最好当天煮熟并食用完毕，否则容易丧失水分及鲜度；若需存放，建议不剥外叶和玉米须就放入密封袋后再进冰箱冷藏，但仍以一周为限。

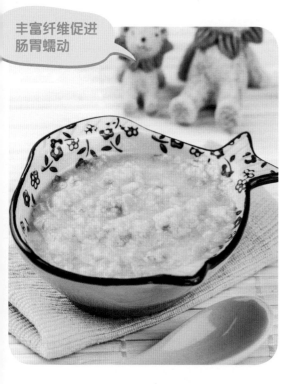

丰富纤维促进
肠胃蠕动

玉米麦片粥

材料

玉米 50 克　　　麦片 100 克
白肉鱼 50 克　　高汤 100 毫升

做法

1. 将白肉鱼洗净，切成小丁。
2. 取汤锅，放入高汤和少许清水煮滚。
3. 再加入麦片、玉米以及鱼肉熬煮至稠烂，即可起锅食用。

可加入玉米粒
以增添口感

吐司玉米浓汤

材料

吐司 1/2 片　　　花菜 2 朵
玉米酱 30 克　　鲜奶 100 毫升
盐适量

做法

1. 将吐司去边，切成 1 厘米大小。
2. 花菜洗净，煮软后剁碎。
3. 汤锅里放入 100 毫升水和鲜奶，略煮滚后，再放入其余的食材。
4. 用中小火边煮边搅拌，煮至沸腾即完成。

接受度高的变身食材

菠菜

菠菜被称为蔬菜之王，茎叶柔软滑嫩，能够增加食欲并同时补充丰富营养。但菠菜有很浓的味道，有些宝宝并不喜欢，可以尝试在蒸煮时不盖上锅盖或混合一些香气更重的食材来掩盖；而菠菜也不应久煮或加入过多水分，免得营养流失，并且要注意避免与含钙丰富的豆制品及海带、虾米等同食，以免影响钙质的吸收。

➕ 主要营养素

膳食纤维、β-胡萝卜素

菠菜既含有丰富的维生素C、胡萝卜素、钙和铁，又富含叶酸、钾、硒、蛋白质及膳食纤维等成分，尤其在根部含铁和钙质量较高，对人体十分有益。

❗ 食疗功效

菠菜具有促进肠道蠕动的作用，利于排便，对痔疮、便秘、肛裂等有食疗作用，并且可以促进生长发育、增加抗病能力、预防缺铁性贫血、延缓细胞老化及保护眼睛，还能维持大脑血清素稳定，使人情绪稳定愉悦。

➤➤ 选购保存

菠菜是冬季岁末的时令蔬菜，在秋冬季节里营养价值最高；挑选时应该买根部新鲜红润、菜叶色泽深绿又饱满者为佳，并且要仔细检查叶子是否有枯萎、腐烂或黏液。买回家的菠菜可以用湿报纸包好后，以根部往下直立的方式冷藏，可以保鲜2至3天。

搭 | 配 | 宜 | 忌

宜

菠菜 + 猪肝
增进预防贫血的效用

菠菜 + 鸡蛋
可预防营养不良

忌

菠菜 + 黄豆
会损害牙齿

菠菜 + 鳝鱼
容易导致腹泻

帮助宝宝增强
免疫力

肉丝菠菜面

材料

鸡蛋面条 50 克　　菠菜 20 克
肉丝 15 克　　　　鸡高汤 100 毫升
盐适量

做法

1. 菠菜洗净后去蒂头。
2. 菠菜焯烫后沥干，和面条切小段。
3. 汤锅中倒入鸡高汤，煮沸后放入除菠菜以外的材料，转小火焖煮。
4. 最后加入菠菜煮熟即可。

促进宝宝的
视力发育

菠菜牡蛎饭

材料

白饭 40 克　　　　牡蛎 20 克
胡萝卜 5 克　　　　洋葱 5 克
菠菜 10 克　　　　水淀粉适量
盐适量　　　　　　食用油适量

做法

1. 牡蛎洗净、洋葱和胡萝卜去皮后，一起切成小丁；菠菜焯烫后切碎。
2. 取炒锅放入少量油，先炒牡蛎，再放入胡萝卜、洋葱和菠菜翻炒。
3. 再加入水淀粉、白饭和盐炒匀即可。

接受度高的变身食材

西兰花

西兰花是充满多元营养素的超级蔬菜，被列为十字花科之王，并且口感脆嫩、用途广泛、取得方便，从消除疲劳到预防感冒，都能经由西兰花的帮助达成，对宝宝的成长发育大有益处。但值得注意的是，西兰花易有虫害，常有残留的农药，需要特别重视清洗工作，也要注意体质偏寒的宝宝要酌量食用，不可过量。

搭 | 配 | 宜 | 忌

宜

西兰花 + 胡萝卜
预防消化系统疾病

西兰花 + 猪肉
有利于蛋白质吸收

忌

西兰花 + 牛奶
影响钙质的吸收

西兰花 + 猪肝
降低微量元素的吸收

➕ 主要营养素

维生素C、维生素A、铁、胡萝卜素

西兰花中的营养素相当丰富，包括维生素A、C、E，以及钙、钾、硒、锌、胡萝卜素等，其维生素C含量是柠檬的2倍，铁含量更是蔬菜之冠。

❗ 食疗功效

西兰花具有润肺止咳、抗菌消炎的功效，对咳嗽和口角炎症状有改善作用，并且能够保肝解毒、抗忧解压从而安定情绪、预防感冒、提高免疫力、保护视力，同时可促进骨骼健康、提高记忆力、防止消化问题和便秘。

➤➤ 选购保存

选购西兰花要注意花球紧实、摸起来硬度适中，花梗呈现淡青色并结实脆嫩，花蕾没有碰伤或枯萎，若是开出黄花则表示已经过熟。而西兰花最好在购买后就尽快食用，以免放置时间过长造成营养流失，若要储存就应放入保鲜袋再冷藏，但仍只能保存3天。

丰富营养让宝
宝元气十足

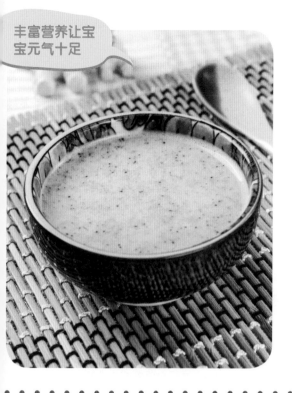

西兰花豆浆汤

材料

西兰花 15 克　　　豆浆 60 毫升

做法

1. 西兰花放在水中浸泡数分钟，以去除农药残留。

2. 将西兰花取出洗净，撕去过粗纤维、剁碎备用。

3. 将豆浆和西兰花碎放入搅拌机中，搅拌成糊后用小火煮开即可。

西兰花炖饭

材料

软饭 50 克　　　西兰花 20 克
洋葱末 10 克　　洋菇 1 朵
鸡汤 100 毫升　　芝士 1/4 片

做法

1. 将西兰花茎部切片、炒香后，与鸡汤一起打成汁后滤渣备用；洋菇切丁；另起锅烫熟西兰花花蕾部分。

2. 热锅，爆香洋葱末和洋菇丁后，加入软饭和西兰花鸡汤炒熟。

3. 待水分收干再加入西兰花、芝士，翻搅均匀即可。

轻松提升
宝宝免疫力

接受度高的
变身食材

豆腐

豆腐是最方便的豆制品，有"田里的肉类"之称，但比起肉类能避免摄取过多油脂和胆固醇，并且口感绵软、容易吞咽，对8个月以上的宝宝来说是很好的食物。但给宝宝食用时应该要注意摄取量，一次食用过多不仅会阻碍铁质的吸收，也容易引起蛋白质消化不良，导致腹胀、腹泻的症状；需要服用抗生素时也不宜食用。

⊕ 主要营养素

蛋白质、大豆卵磷脂、钙

豆腐含有丰富蛋白质、钙、维生素E、卵磷脂、半胱氨酸等营养素，并且营养容易被吸收，而不含胆固醇和脂肪，能够满足成长中宝宝大部分的营养需求。

❶ 食疗功效

豆腐能够清热解毒、保护肝脏、促进新陈代谢，并且可以增加营养、强健身体、帮助消化、增进食欲，同时对骨骼、牙齿、神经、血管及大脑的成长也有帮助，非常适合在宝宝身体虚弱或食欲不佳时用来补充精力。

» 选购保存

选购豆腐时要注意选择块形完整、富有弹性，质地细致、无杂质，呈现均匀乳白色或淡黄色且稍有光泽、具有豆香味者为佳。买回家后则要泡在水里再放进冰箱中冷藏，才能防止水分流失、维持口感，并减少与空气接触以降低腐败几率，但最多在2天内就应吃完。

搭 | 配 | 宜 | 忌

宜

豆腐 + 鱼
完整补充钙质

豆腐 + 西红柿
清热解毒、补脾健胃

忌

豆腐 + 海带
可预防碘缺乏

豆腐 + 蜂蜜
容易造成腹泻

用豆腐代替熟蛋白

豆腐茶碗蒸

材料

嫩豆腐 15 克　　高汤 20 毫升
蛋黄 1/3 个　　　盐适量

做法

1. 豆腐洗净、沥干后，仔细研磨成豆腐泥。

2. 将蛋黄分出 1/3 备用。

3. 豆腐泥中加入高汤、蛋黄及盐，搅拌均匀后，再放入蒸锅中蒸熟即可。

清淡美味
宝宝好消化

豆腐皮米粥

材料

豆腐皮 1 张　　　米饭 80 克
鸡高汤 300 毫升

做法

1. 起滚水锅，快速焯烫豆腐皮，去除多余油脂。

2. 取一锅，放入鸡高汤、米饭一起熬煮。

3. 待米饭熬煮至稠烂，放入豆腐皮略煮片刻，即可起锅食用。

接受度高的变身食材

鸡肉

鸡肉是非常受欢迎的食材，比起猪肉和牛肉更容易料理，吃法琳琅满目，并且成熟期较短、营养价值高，含有珍贵不饱和脂肪酸及优质蛋白质，也容易咀嚼，是大部分宝宝接受度最高的白肉。但在烹煮时应注意挑选部位，如鸡胸肉脂肪较少、味道清淡；鸡腿肉质紧实、较有肉味；而鸡屁股的脂肪含量高，不宜给宝宝食用。

搭 | 配 | 宜 | 忌

宜

鸡肉 + 松子
提升抵抗力

鸡肉 + 金针菇
增强记忆力

忌

鸡肉 + 菊花
会引起胸闷、呕吐

鸡肉 + 李子
会导致腹泻

➕ 主要营养素

蛋白质、脂肪、B族维生素

鸡肉含有蛋白质、不饱和脂肪酸、维生素A、B族维生素，以及丰富的钙、磷、铁等营养，是发育中的宝宝、产后及病后体质虚弱者蛋白质摄取的理想来源。

❗ 食疗功效

鸡肉具有强健筋骨、益气养血的功效，对营养不良、乏力疲劳等症状有食疗作用，可以提升免疫力、增强体力，并促进食欲、帮助骨骼和牙齿健康生长，同时能维持皮肤健康、强化肝脏机能、促进新陈代谢与排毒。

➡ 选购保存

想挑选新鲜的鸡肉，应以肉质紧密结实有弹性、颜色粉红有光泽、鸡冠为淡红色、鸡软骨白净，并且鸡皮呈米色、毛囊突出者为宜。而购买的鸡肉若需要储存，要注意电宰鸡肉应冷藏，鲜肉才适合放入冷冻室，或者煮熟后冷冻，并且应该在3天之内食用完毕。

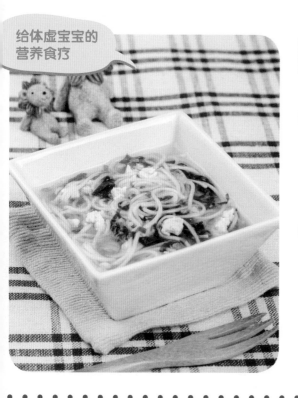

给体虚宝宝的营养食疗

鲜香鸡汤面

材料

鸡肉 30 克   面条 20 克
金针菇 10 克   菠菜 5 克
葱花 2 克   鸡高汤 150 毫升

做法

1. 鸡肉煮熟，撕成丝；面条汆烫后，切小段。

2. 菠菜焯烫后，和金针菇分别切成细丁。

3. 取汤锅，倒入鸡高汤，煮沸后放入鸡丝、金针菇和菠菜续煮。

4. 最后放入面条和葱花，再次煮沸即可。

香浓可口的鸡肉粥令人胃口大开

鸡肉粥

材料

白饭 80 克   鸡柳 20 克
鸡高汤 300 毫升

做法

1. 剥掉鸡柳的薄膜，再捣碎，放入沸水锅中汆烫一下。

2. 待鸡柳煮熟后，将水沥干，鸡肉切碎。

3. 取一锅，放入白饭与鸡高汤一起熬煮至稠烂，放入鸡柳碎肉搅拌均匀，再熬煮片刻，即可起锅食用。

接受度高的
变身食材

香 蕉

香蕉物美价廉，与菠萝、桂圆、荔枝一同号称"南国四大果品"，其果肉软糯柔滑、香甜可口，含有丰富的微量元素，对人体有众多好处，并且取得容易、能够做各种搭配、改善菜色口味，很适合给4个月后的宝宝食用。不过香蕉性寒，也有促进肠胃蠕动的功效，因此体质偏虚寒或腹泻、空腹时的宝宝并不适合食用。

➕ 主要营养素

维生素A、维生素B₂、膳食纤维

香蕉中含有丰富的蛋白质、维生素A、维生素B₂、维生素C、钾、镁、纤维质、果糖等营养成分，以及被称为"智慧之盐"的磷，是很好的营养食物。

❗ 食疗功效

香蕉具有润肠通便、润肺止咳、帮助消化和滋补的功效，不仅可以刺激肠胃蠕动，让消化功能较弱的宝宝活化消化系统、预防便秘，并且还能够增强体力、保持心情愉悦、帮助大脑发育、防止肌肉痉挛、降低疲劳。

❯❯ 选购保存

选购香蕉时，应该注意挑选带着果柄，并且果实饱满肥大、尾部圆滑，棱角不明显，没有擦伤、压损或过熟腐烂者为佳，而以稍带黑斑、有软熟感的风味最好。香蕉买回家后，最好吊挂在阴凉通风处并尽快吃完；若已出现斑点却尚未吃完，则可冷藏保存2至3天。

搭 | 配 | 宜 | 忌

宜

香蕉 + 牛奶
可提高对维生素B₁₂的吸收

香蕉 + 芝麻
可补益心脾、养心安神

忌

香蕉 + 红薯
会引起腹胀、胃酸增加

香蕉 + 西瓜
会引起腹泻

消暑，同时
补充维生素

香蕉银耳汤

材料

香蕉 50 克　　　　银耳 50 克
白糖 5 克

做法

1. 香蕉去皮，切小丁；银耳洗净，切小块。
2. 起一锅水，放入银耳熬煮至熟烂。
3. 加入白糖一起熬煮，并搅拌均匀。
4. 起锅前加入香蕉略煮片刻，即可起锅食用。

香蕉芝麻牛奶

材料

香蕉 70 克　　　　芝麻粉 5 克
牛奶 100 毫升

做法

1. 熟香蕉剥去皮后，取果肉切成小块备用。
2. 将香蕉块和牛奶分别加入果汁机，一起打匀。
3. 仔细过滤后，再与芝麻粉搅拌均匀即可食用。

牛奶可更换成
配方奶

接受度高的变身食材

猕猴桃

猕猴桃美味可口，营养丰富且均衡，对健康非常有益，有"水果之王"的美名，并且拥有自然甜味、口感软嫩，非常适合8个月后的宝宝。但值得注意的是，猕猴桃性寒，容易引起腹泻，食用时应注意拿捏分量。另外，如果宝宝有过敏体质，爸爸妈妈在第一次喂食时，最好从少量吃起，并观察1到2小时后没有过敏的话再吃。

➕ 主要营养素

维生素C、膳食纤维、消化蛋白酶

猕猴桃除了有丰富的维生素C、维生素A、维生素E、膳食纤维，以及钾、镁、钙等矿物质外，更富含叶酸、消化蛋白酶等营养，适度食用对人体有好处。

❗ 食疗功效

猕猴桃能够帮助人体消化肉类、乳制品、豆类及谷类之中的蛋白质，防止胃胀或营养过剩所引起的疾病，还可以促进肠胃蠕动和伤口愈合、强化免疫系统、增强消化吸收能力，并且稳定情绪、预防便秘、增加食欲。

➡ 选购保存

购买猕猴桃时，要挑选果实饱满、果肉触感微软有弹性、绒毛整齐、散发自然光泽且无斑点或压伤，蒂头呈现嫩绿色者为佳。成熟的猕猴桃最好放进保鲜袋后单独存放在冷藏室中，保存时间不宜过长，以不超过一周为限；未熟的猕猴桃则放在阴凉通风处保存即可。

搭 | 配 | 宜 | 忌

宜

猕猴桃 + 蜂蜜
清热生津、润燥止渴

猕猴桃 + 生姜
清热和胃

忌

猕猴桃 + 动物肝脏
破坏维生素C

猕猴桃 + 牛奶
引起腹胀、腹痛、腹泻

有效改善
宝宝消化不良

猕猴桃西米露

材料

猕猴桃 1 个　　　枸杞 15 克
蜂蜜适量

做法

1. 猕猴桃洗净后，去皮、切小丁。
2. 枸杞泡水备用。
3. 取小锅，放入适量水与枸杞熬煮至香味传出，再放入猕猴桃熬煮 5 分钟，即可关火。
4. 放置冷却后，加入蜂蜜搅拌均匀，即可起锅食用。

水果优格

材料

猕猴桃 1 个　　　苹果 25 克
优格 50 克

做法

1. 苹果洗净后去皮，切小块。
2. 猕猴桃去皮后，切小块。
3. 将苹果块放入碗内，加入优格搅拌均匀。
4. 最后将猕猴桃块放上即可。

酸甜口感
提振宝宝食欲

Chapter
3

特殊情况，
幼儿餐还可以这样做

- 这样吃，痊愈快
- 跟着吃，成长零问题
- 宝宝最爱的儿童节菜单
- 大受宝宝欢迎的万圣节食谱
- 圣诞节的宝宝菜单

面对不同的状况，

宝宝还可以这样吃！

各种不适状况的生病饮食，

适合生长的健康饮食，

以及符合时节的节庆饮食，

让宝宝期待用餐时刻的来临！

专为生病宝宝调制的特别菜单

这样吃，痊愈快

宝宝生病了，食欲比往常减少好多怎么办？这是很多爸妈遇到孩子生病，浮上心头的第一个念头。宝宝其实跟成人一样，在食物上不只追求美味，也喜欢食物的可口外观，只要掌握这个重点，宝宝胃口自然大开。

不同症状，给予不同的饮食

宝宝的症状不同，爸妈给予的饮食也应该不同！举例来说，发热的宝宝跟呕吐的宝宝饮食内容应有所区别：前者需补充水分，防脱水，并减少喂冷食，尽量挑选维生素A、维生素C含量高的食物；后者在症状发生后，要持续观察1至2个小时，若状况好转，离呕吐发生3至4小时后，便可以适量喂食脂肪含量低且易消化的食物。

让料理"看"起来美味无比

从视觉上让料理变"好吃"，也是让宝宝食欲大增的妙方之一！爸妈可以选择拥有亮丽色彩的食材，例如南瓜、胡萝卜、甜椒、西红柿等，让食物的天然原色增添料理的视觉享受。

发热宝宝
这样吃

蔬果吐司蒸蛋

材料

吐司 1/2 片　　　哈密瓜 30 克
菠菜 10 克　　　鸡蛋 1 个
配方奶粉 45 克

做法

1. 哈密瓜去皮、去籽后，切成小丁。
2. 吐司切成小丁；菠菜洗净，取叶子部分，切碎。
3. 将鸡蛋打散，混入配方奶粉中搅拌均匀，再倒入哈密瓜、菠菜和吐司，搅拌一下，放进蒸锅中蒸熟即可。

火腿莲藕粥

材料

白米粥 75 克　　　莲藕 20 克
火腿 20 克　　　高汤 50 毫升

做法

1. 莲藕洗净、去皮后，再切细碎；火腿切成丁，用开水汆烫一下。
2. 锅中放入白米粥、高汤、莲藕和火腿，用大火煮沸，再转中火续煮至食材软烂即可。

发热宝宝
快快好

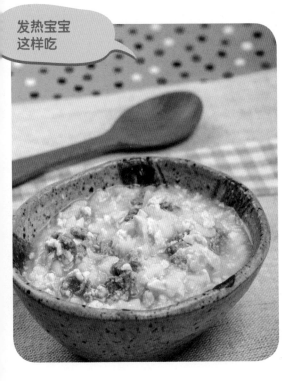

发热宝宝
这样吃

黑豆胡萝卜粥

材料

白米饭 30 克　　　胡萝卜 10 克
泡开的黑豆 5 克　　豌豆 5 克

做法

1. 泡开的黑豆用开水煮一次，再用冷水清洗，再重新煮熟，切碎。

2. 煮熟的豌豆去皮后切碎；胡萝卜洗净、去皮，切碎。

3. 在锅中放入白米饭、黑豆、豌豆、胡萝卜和适量水煮开，再改小火，边煮边搅拌。

4. 待粥煮熟后关火，盖上锅盖，焖 5 分钟即可。

发热宝宝
快快好

胡萝卜酱卷三明治

材料

吐司 2 片　　　　胡萝卜 100 克
橙汁 100 毫升　　柠檬汁 8 毫升

做法

1. 将胡萝卜去皮、蒸熟后，磨成泥。

2. 将胡萝卜泥、橙汁、柠檬汁混合后加热，边搅拌边用小火煮成胡萝卜酱。

3. 吐司去边，只取中间使用，再在表面均匀地涂上一层胡萝卜酱，卷起来。

4. 最后将吐司卷切成小卷即可。

口腔溃烂宝宝
的元气饮食

山药虾粥

材料

白米粥 75 克　　山药 30 克
虾仁 2 只　　　　海带高汤适量
葱花少许

做法

1. 山药洗净、去皮，切小碎块；虾仁去肠泥，切小丁。

2. 将海带高汤倒入白米粥中加热，再加入山药和虾肉，约煮 2 分钟，最后下葱花即可。

口腔溃烂宝宝
的恢复饮食

牛蒡发菜稀饭

材料

白米粥 75 克　　　牛蒡 15 克
发菜 5 克

做法

1. 发菜搓洗干净，切碎；牛蒡洗净后去皮，切碎后泡在凉水里，去除涩味。

2. 锅中倒入适量的水和牛蒡末，稍煮片刻，再加入白米粥，最后将发菜放入稀饭中熬煮片刻，即可盛盘食用。

口腔溃烂宝宝的元气饮食

秋葵香菇稀饭

材料

白米饭 20 克　　　香菇 1 朵
秋葵 1 个

做法

1. 秋葵洗净后，去两头、切碎。

2. 香菇去蒂后，洗净，再取伞状部分切碎。

3. 锅中注水煮至沸腾，加入白米饭、香菇及秋葵一起熬煮。

4. 待米饭变成稀饭，食材煮至软烂后，即可起锅食用。

口腔溃烂宝宝的恢复饮食

松茸鸡汤饭

材料

白米饭 20 克　　　鸡高汤 120 毫升
鸡肉 15 克　　　　松茸末 15 克

做法

1. 将鸡胸肉去皮、洗净，煮熟后剁碎，备用。

2. 松茸洗净，用开水焯烫后，剁碎备用。

3. 锅中放入鸡高汤和白米饭熬煮片刻。

4. 再加入鸡肉末和松茸末，继续熬煮，直到食材软烂即可。

生菜牛肉卷

材料

新鲜生菜叶 2 片　　牛肉 50 克
鸡蛋 1 个

做法

1. 生菜叶洗净，用滚水焯烫后沥干。

2. 牛肉洗净，剁成肉泥；鸡蛋打散，将蛋液抹在生菜叶上。

3. 将牛肉泥放在生菜叶上，做成生菜卷，再放入蒸锅中蒸熟。

4. 最后取出蒸熟的生菜牛肉卷，切成小段即可。

洋葱黑豆汤

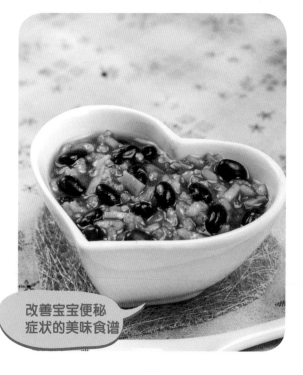

材料

白米饭 20 克　　　黑豆 5 个
洋菇 20 克　　　　南瓜 20 克

做法

1. 将洋菇洗净、去蒂，剁碎；南瓜去皮、去籽，切丁。

2. 起滚水锅，放入黑豆煮烂，再放进白米饭、水一起熬煮。

3. 等米粒膨胀后，加入洋菇和南瓜煮至食材软烂即可。

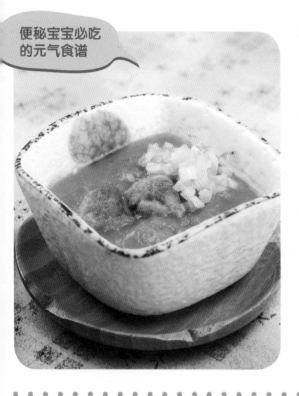

便秘宝宝必吃
的元气食谱

南瓜芋丸

材料

南瓜 30 克　　　　芋头 50 克
芹菜末少许　　　　食用油适量

做法

1. 南瓜洗净后去皮、籽，蒸熟后磨泥；芹菜洗净，切碎。

2. 芋头去皮、洗净后切块，蒸熟后磨泥并揉成小丸子，最后下油锅炸成芋丸。

3. 小锅中放入适量水和南瓜泥煮沸，加入芋丸，最后撒上芹菜末即可。

改善宝宝便秘
症状的美味食谱

水果煎饼

材料

土豆 20 克　　　　西红柿 15 克
苹果 25 克　　　　香蕉 20 克
鸡蛋 1 个　　　　配方奶粉 15 克
食用油适量　　　　面粉 20 克

做法

1. 土豆去皮后，切丁、煮熟；西红柿、苹果、香蕉去皮后，切丁。

2. 配方奶粉加入开水搅拌均匀。

3. 鸡蛋打散，加入配方奶、面粉和其他所有食材混合均匀后，倒入已热好的油锅中，煎成饼即可。

便秘宝宝大爱的美味食谱

黄花鱼豆腐粥

材料

白米 15 克　　　芝麻油、盐各少许
黄花鱼、嫩豆腐、包菜各 10 克

做法

1. 白米磨碎，加水熬粥；豆腐沥干水分后磨碎；将包菜剁碎。

2. 将鱼洗净，放入滚水中余烫，去皮，再放入锅中，加适量清水，用大火熬 10 分钟至鱼肉软烂后盛起，剔除骨刺。

3. 粥熬好后，先放入包菜和鱼，然后放入豆腐，最后放芝麻油和盐即可。

为便秘宝宝打造的元气食谱

五彩煎蛋

材料

鸡蛋 1 个　　　　菠菜 15 克
土豆泥 10 克　　　西红柿 100 克
洋葱末 10 克　　　牛奶适量
食用油适量

做法

1. 西红柿洗净，焯水后去外皮，再切碎；菠菜洗净，焯水后切碎备用。

2. 鸡蛋打散后，加入牛奶搅拌均匀。

3. 热油锅，放入土豆泥、菠菜末、西红柿末和洋葱末一起炒香，最后再加入鸡蛋液煎熟即可。

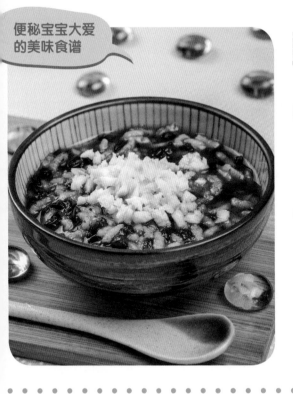

便秘宝宝大爱的美味食谱

鳕鱼紫米稀饭

材料

白米饭 20 克　　　紫米粥 15 克
鳕鱼 20 克

做法

1. 鳕鱼洗净，用开水煮熟后，再去除鱼刺，鱼皮，切碎备用。

2. 白米饭加入适量水和紫米粥，一起熬煮成稀粥。

3. 再将鳕鱼放进稀饭里搅拌均匀，稍煮一下即可。

为便秘宝宝打造的元气食谱

水果蛋卷

材料

土豆 50 克　　　西红柿 20 克
苹果 25 克　　　香蕉 20 克
鸡蛋 1 个　　　奶粉 15 克
食用油 5 毫升

做法

1. 土豆去皮后切丁，煮熟；水果去皮后，切丁。

2. 奶粉加水冲泡后打入鸡蛋，拌匀后倒入热油锅中，煎成蛋包。

3. 再将土豆、西红柿、苹果、香蕉放入蛋皮中，包卷起来，切成小卷即可。

便秘宝宝必吃
的元气食谱

牛肉山药粥

材料

牛肉 25 克　　　山药 10 克
燕麦片 20 克　　葱适量

做法

1. 牛肉剁成末；山药去皮后，切成细丁；葱洗净，切末。

2. 将牛肉放进锅中，加入适量的水，再加入燕麦片和山药熬煮 5 分钟。

3. 待食材完全煮至软烂后，放入葱花即可。

改善宝宝便秘
症状的美味食谱

牛肉土豆炒饭

材料

白饭 20 克　　　牛肉 20 克
土豆 20 克　　　鸡蛋半个
食用油少许

做法

1. 牛肉剁碎；鸡蛋打散，煎成蛋皮，再切碎；土豆去皮，切丁备用。

2. 热油锅，将碎牛肉放进去炒，肉熟后，再放入土豆拌炒。

3. 最后放入白饭拌匀，再加入煎蛋一起拌炒，即可起锅食用。

改善宝宝暑热
症状的好吃食谱

西瓜银耳

材料

西瓜 20 克　　　　银耳 10 克
苹果泥 10 克

做法

1. 取一锅，加入 400 毫升水与银耳，熬煮至银耳熟烂。
2. 西瓜均匀压泥后，与苹果泥一同放入熬煮熟烂的银耳中，搅拌均匀即可关火，放凉后便能食用。

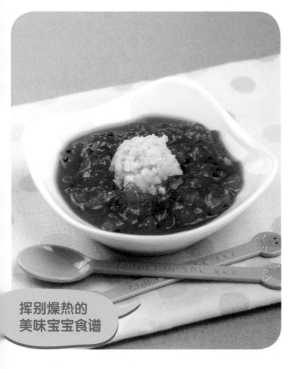

南瓜牛奶粥

材料

南瓜 20 克　　　　配方奶 100 毫升
米饭 10 克

做法

1. 南瓜蒸熟后去皮，压泥备用。
2. 取一锅，放入配方奶、南瓜以及米饭熬煮至稠烂，即可起锅食用。

挥别燥热的
美味宝宝食谱

专为成长宝宝调制的美味菜单

跟着吃，
成长零问题

◆·◆·◆·◆·◆·◆·◆·◆·◆·◆·◆·◆·◆·◆·◆·◆

在宝宝的成长过程中，爸妈常常担忧孩子的发育情形，相较其他同年龄的孩子，若是宝宝长得过于瘦小，爸妈便觉得不知如何是好。宝宝要长高、长壮除了饮食上的精心安排，还需注意如何在众多食材中挑选最适合自家宝宝的，根据不同孩子打造的食谱，才是最棒的成长食谱。

◆·◆·◆·◆·◆·◆·◆·◆·◆·◆·◆·◆·◆·◆·◆·◆

促进宝宝头脑发育的好食物

脑力活动的能量来源是葡萄糖，帮助组成神经细胞并使其传递畅通的营养物质是蛋白质、不饱和脂肪酸、维生素和钙等，宝宝处于头脑发育高峰期，更需要均衡摄取蛋白质、碳水化合物、不饱和脂肪酸、钙等营养物质。富含碳水化合物的食物包括谷类和水果等，谷类食物主要有米饭、馒头、面包、面条，水果主要包括香蕉、葡萄、西瓜、梨、橘子、苹果等，这些食物进入人体后，会分解出葡萄糖，提供头脑活动的热量。

帮助宝宝长高的美味食物

宝宝生长发育的速度取决于体内生长激素分泌是否旺盛，生长激素分泌是否旺盛又取决于宝宝摄取的营养是否充足，爸妈一定要悉心调制出营养丰富、味道鲜美的食物，来促进宝宝的身体健康成长。

综合水果鱼

材料

白肉鲜鱼 25 克　　综合水果 20 克

做法

1. 鲜鱼蒸熟后，去皮和去刺，再切碎备用。

2. 当季综合水果洗净，切小丁。

3. 锅中加适量水煮沸，加入综合水果，煮成水果泥，淋入鱼泥中即可。

鲭鱼胡萝卜稀饭

材料

米饭 50 克　　　　胡萝卜 15 克
鲭鱼肉 15 克

做法

1. 鲭鱼泡在洗米水或牛奶中去除腥味，再清洗干净，接着用开水汆烫后剔除鱼刺，取其肉捣碎；胡萝卜去皮后捣碎。

2. 锅中倒入 60 毫升水和胡萝卜稍煮一下，再加入米饭和适量的水，熬煮成稀饭。

3. 最后再将鲭鱼肉放入锅中，搅拌熬煮至食材熟透即可。

让宝宝更聪明
的美味食谱

鲷鱼白菜稀饭

材料

软饭 40 克　　　鲷鱼 20 克
白菜心 15 克　　胡萝卜 10 克
洋葱 10 克　　　食用油适量
海带汤 100 毫升

做法

1. 鲷鱼蒸熟后去除鱼刺，再切成小块。
2. 白菜心切细一点；胡萝卜、洋葱去皮后再切丝。
3. 起油锅，放入白菜心、胡萝卜、洋葱拌炒，再放入软饭、海带汤煮片刻。
4. 最后放入鲷鱼搅拌均匀，即可关火。

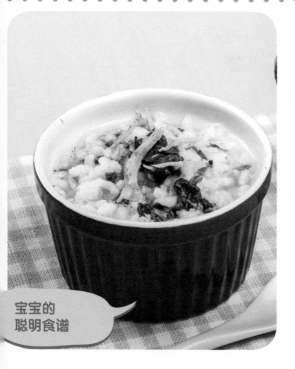

银鱼菠菜稀粥

材料

白米粥 60 克　　　银鱼 15 克
菠菜 15 克

做法

1. 将银鱼洗净备用。
2. 菠菜洗净，焯烫后切成碎末。
3. 锅中放入白米粥加热，再加入银鱼、菠菜一起熬煮，待沸腾后即可食用。

宝宝的
聪明食谱

促进宝宝头脑
发育的美味食谱

丁香鱼豆腐粥

材料

白米稀粥 60 克　　丁香鱼 5 克
豆腐 10 克

做法

1. 将丁香鱼放在滤网中，用开水冲泡，去除盐分并切碎。

2. 豆腐用开水焯烫后，压碎备用。

3. 加热白米稀粥，放入丁香鱼、豆腐拌匀，煮至食材软烂即可。

养育聪明宝宝
的美味食谱

鸡肉意大利炖饭

材料

米饭 40 克　　鸡胸肉 10 克
土豆 10 克　　牛奶 50 毫升

做法

1. 鸡胸肉洗净，煮熟后剁碎；土豆蒸熟后去皮，切碎备用。

2. 锅中放入米饭和适量水，用大火煮开后改用小火，边煮边搅拌；待锅中粥水所剩无几时，倒入牛奶拌匀后关火。

3. 将米粥放入耐热容器里，摆上鸡胸肉和土豆，放进微波炉里微波 2 分钟即可。

促进宝宝头脑
发育的美味食谱

板栗鸡肉饭

材料

米饭 40 克　　　鸡胸肉 15 克
上海青 20 克　　板栗 10 克

做法

1. 上海青洗净后，切末；板栗洗净后，去皮、蒸熟并切碎备用。

2. 鸡胸肉洗净后，汆烫后备用。

3. 起水锅，加入米饭熬煮至稠烂，再放入鸡胸肉、板栗以及上海青搅拌均匀，继续熬煮片刻，待上海青煮熟，即可起锅食用。

养育聪明宝宝
的美味食谱

煮豆腐鸡

材料

鸡胸肉 20 克　　　豆腐 15 克
包菜 10 克

做法

1. 鸡胸肉去除脂肪后煮熟，切碎备用；肉汤用纱布过滤后备用。

2. 豆腐捣碎；包菜洗净后切碎。

3. 锅里放入鸡胸肉、豆腐、包菜以及肉汤，用小火边煮边搅拌，熬煮至稠烂，即可起锅食用。

南瓜细面

材料

细面 50 克　　　　新鲜南瓜 20 克
高汤 150 毫升

做法

1. 南瓜去籽后切丁,放入电锅中蒸熟。

2. 锅中加水煮开,再放入细面煮至软烂,捞出后,用剪刀剪成小段备用。

3. 南瓜倒入锅中,加适量水和高汤,用中火边煮边搅拌,避免烧糊。

4. 最后放入细面拌匀,再次煮开后即可关火。

奶香芋头玉米泥

材料

芋头 25 克　　　　玉米粒 25 克
配方奶水 15 毫升

做法

1. 芋头去皮、洗净后,切成块状、蒸熟,再压成泥状。

2. 玉米粒洗净、煮熟后,放入搅拌器中,搅拌成玉米蓉。

3. 将芋头泥与玉米蓉拌匀,再加入配方奶水搅拌均匀即可。

帮助宝宝长高的好吃食谱

核桃拌奶

材料

南瓜 20 克　　　　土豆 20 克
葡萄干 5 克　　　　核桃粉 15 克
配方奶粉 5 克

做法

1. 南瓜蒸熟后去皮，再放在研磨器内磨泥。

2. 土豆去皮、蒸熟后，磨成泥；葡萄干切碎，放进研磨器内磨泥。

3. 起滚水锅，放入配方奶粉，用小火烹煮至沸腾，再放入南瓜、土豆、碎葡萄干和核桃粉一起熬煮，过程中不停搅拌，待呈稠烂状即可。

宝宝最爱的长高食谱

蔬果鸡蛋糕

材料

蛋黄 1 个　　　　土豆 20 克
香蕉 10 克　　　　香瓜 10 克

做法

1. 香瓜洗净，切成小丁；香蕉去皮后，磨泥备用。

2. 土豆去皮后蒸熟，磨成泥。

3. 蛋黄加入土豆泥、香蕉泥一起搅拌均匀，再加入香瓜丁，放入蒸锅中，蒸熟即可。

让宝宝养成节庆的时间感

宝宝最爱的
儿童节菜单

◆◇◆◇◆◇◆◇◆◇◆◇◆◇◆◇◆◇

在幼童教育中，时间的认知是一项重要的课题，很多家长反映家中孩子没有时间感及日期感，不知如何导正才好。要让宝宝拥有时间感与日期感，需从日常做起，用餐点跟布置让宝宝知道节庆与日常的不同，宝宝喜欢节庆，自然可以轻松学会辨识日期与时间。

◆◇◆◇◆◇◆◇◆◇◆◇◆◇◆◇◆◇

食材营养不可少

就算是为宝宝量身打造好吃又好看的儿童节食谱，爸妈也不可以忘了营养均衡的重要。巧妙利用食物原色打造吸引宝宝食欲的美味菜单，并且充分安排各类蔬果与奶、蛋、鱼、肉类搭配出美好组合，为宝宝营造一个美味而欢乐的儿童节气氛餐桌。

巧妙利用装饰来吸引宝宝的注意

儿童节可以与宝宝最爱的玩具做连结，若是宝宝有特别喜欢的绘本人物，爸妈不妨在料理方面下点苦心，让宝宝可以把节庆跟开心的感觉做连结，这样一来，不只让宝宝记住了儿童节，也可以训练宝宝的逻辑跟时间感。

元气太阳焗蔬

材料

土豆 30 克　　　牛奶 20 毫升
鸡蛋 1 个　　　　奶油少许
西兰花花蕾少许

做法

1. 土豆煮熟后捣碎，加牛奶搅拌均匀。
2. 把拌好的牛奶土豆放入涂奶油的耐热容器中，打入鸡蛋，覆盖锡箔纸。
3. 放入烤箱烤 5 至 6 分钟，蛋熟透后撒上西兰花花蕾即可。

汽车苹果鳕鱼片

材料

苹果 30 克　　　鳕鱼 15 克
圣女果 3 颗　　　面粉少许
食用油少许

做法

1. 圣女果划上十字刀，焯烫至皮裂开后捞出，去皮、去籽后捣碎备用。
2. 将苹果切成薄片，用汽车、轮船及飞机模具压出形状。
3. 鳕鱼切薄片，沾上面粉后放入沾油的锅中煎出焦色，再加入苹果片略煎，加少量水、圣女果焖煮半分钟即可。

樱桃乳酪

材料

櫻桃 30 克　　　　宝宝乳酪 20 克

做法

1. 櫻桃洗净后，去籽、压泥。
2. 宝宝乳酪研磨后过滤，加入樱桃泥及 30 毫升开水。
3. 搅拌均匀，呈稠状时即可饮用。

鸡肉汉堡排

材料

鸡胸绞肉 20 克　　洋葱 10 克
面包粉 20 克　　　蔬菜汤 8 毫升
食用油少量

做法

1. 鸡胸绞肉加入切碎的洋葱及面包粉搓揉混合，并压成椭圆扁平状。
2. 放入烧热油的平底锅中，用中火煎煮，成焦色即翻面。
3. 在平底锅中淋上蔬菜汤，将鸡肉饼反复翻面直至熟透即可。

可爱蔬菜小饭团

材料

软饭 80 克　　小黄瓜 10 克
胡萝卜 10 克　　芝麻油适量
芝麻盐少许

做法

1. 小黄瓜和胡萝卜焯水后剁碎。
2. 软饭加入芝麻油和芝麻盐拌匀，再和成小饭团。
3. 把小饭团分别放入碎小黄瓜和胡萝卜中滚几下，再放入点心模具中压制，取出即可。

可爱小太阳饭团

材料

软饭 80 克　　　鸡蛋 1 个
芝麻油适量　　　芝麻盐少许

做法

1. 鸡蛋煮熟后，把蛋黄磨碎，备用。
2. 软饭加入芝麻油和芝麻盐拌匀，再和成小饭团。
3. 把小饭团放入碎蛋黄中滚几下，再放入点心模具中压制，取出即可。

儿童节
延伸食谱一

牛奶白菜汤

材料

大白菜 50 克　　　牛奶 50 克
豌豆苗 20 克　　　胡萝卜 30 克
盐、奶油、白糖各适量

做法

1. 大白菜、胡萝卜分别洗净，切成小丁；豆苗洗净，切细段。

2. 奶油放入热锅中，溶化后加入胡萝卜、大白菜翻炒，再下适量水，盖过食材。

3. 等水煮沸后倒入牛奶稍加搅拌，加入豌豆苗及盐、白糖，再次沸腾即可。

儿童节
延伸食谱二

牛奶土豆泥

材料

土豆 80 克　　　牛奶 70 克
洋葱丁 40 克　　　胡萝卜丁 25 克
鸿喜菇丁 20 克　　　豌豆苗段 10 克
糖、盐、奶油少许

做法

1. 土豆洗净、去皮，40 克切成小丁备用；另 40 克放入蒸锅中蒸熟，取出后压泥。

2. 将奶油放入锅中溶化，放入洋葱丁、土豆丁、胡萝卜丁、鸿喜菇丁翻炒，最后加入土豆泥拌匀，煮沸后倒入牛奶、豌豆苗段及盐、白糖，再次煮沸即可。

南瓜是餐桌的重点呦

大受宝宝欢迎的万圣节食谱

万圣节也是宝宝可以清楚感觉到节庆气氛的日子，爸妈可以利用万圣节常见的图腾元素，将其融合在料理的制作中，让宝宝感受到节庆的氛围。如有条件，爸妈还可以让宝宝加入 . 创作的行列，例如与宝宝一起制作饭团等，都是很棒的延伸。

使用当季当地食材

当季当地的食材总是好吃又便宜，爸妈可以多利用。万圣节的代表形象之一是鬼脸南瓜灯，而南瓜则是秋季的美味食材之一，爸妈可以使用南瓜、秋葵、胡萝卜等当季蔬果，为宝宝打造几道好吃又好看的万圣节料理，让宝宝在度过万圣节的同时，也记住蔬果的节气味道。

增添可爱元素

万圣节可以联想的图腾很多，爸妈请尽量参考可爱的元素，以免让宝宝感到惊吓，而丧失了对万圣节的期待感。在挑选可爱的万圣节元素时，爸妈可以选用南瓜灯、巫婆帽、小幽灵这种宝宝接受度较高的图腾，这样不仅容易得到宝宝的喜欢，在操作上也相对较容易。

南瓜乳酪汤

材料

南瓜 10 克　　　李子 5 克
宝宝乳酪 1 片　　牛奶 100 毫升

做法

1. 南瓜去皮、切片，装入耐热容器中，加适量水，放入微波炉加热 5 分钟。

2. 将南瓜取出后捣泥、塑形成球，并放在碗中。

3. 李子及乳酪磨泥后拌匀成乳酪酱。

4. 把牛奶与乳酪酱搅拌均匀后，倒入放置南瓜球的碗中即可。

红薯双色粥

材料

紫米糊 20 克
白米糊 20 克
红薯 5 克

做法

1. 红薯焯烫、去皮后捣碎成泥，塑成圆球备用。

2. 白米糊、紫米糊分别加水熬煮备用。

3. 将红薯球放在熬煮好的白米糊里，淋上紫米糊即可。

秋葵饭团

材料

软饭 150 克　　　秋葵 20 克
胡萝卜 25 克　　　鸡蛋 1 个
食用油少许　　　海苔适量

做法

1. 秋葵煮熟后泡水冷却，再放入胡萝卜焯烫后捞起，切条备用。

2. 将鸡蛋于容器中拌匀，放入热油锅中煎熟，再卷成长条状。

3. 将鸡蛋、胡萝卜、秋葵包在软饭里，再以海苔卷起即可完成。

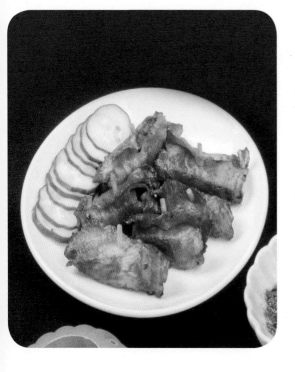

红薯培根卷

材料

削皮红薯 50 克　　　培根 20 克
生粉少许　　　　　食用油少许

做法

1. 削皮红薯切成长条状，再放入沸水锅中焯烫，煮熟后捞起。

2. 培根切成一半宽度，卷起煮熟的长条状红薯，撒上生粉，放入热油锅中煎熟即可。

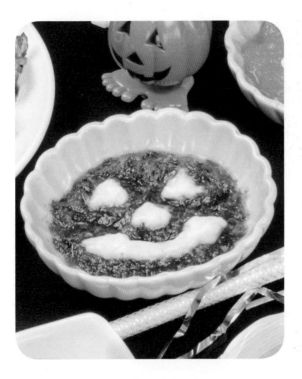

可爱鬼脸菠菜泥

材料

过滤后的菠菜泥适量
牛奶 100 毫升　　玉米粉少许

做法

1. 将菠菜泥与 50 毫升牛奶、适量水混合熬煮，加入一半玉米粉勾芡。

2. 再把另一半牛奶及玉米粉、适量水混合熬煮片刻。

3. 把完成的菠菜泥装入容器，再放上牛奶泥，用竹签勾勒出笑脸形状即可。

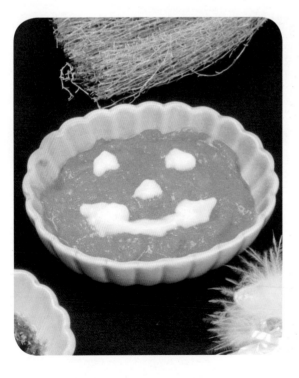

可爱鬼脸南瓜泥

材料

过滤后的南瓜泥适量
牛奶 100 毫升　　玉米粉少许

做法

1. 将南瓜泥与 50 毫升牛奶、适量水混合熬煮，加入一半玉米粉勾芡。

2. 再把另一半牛奶及玉米粉、适量水混合熬煮片刻。

3. 把完成的南瓜泥装入容器，再放上牛奶泥，用竹签勾勒出笑脸形状即可。

木瓜泥

材料

木瓜泥

做法

1. 将木瓜洗净，去籽、去皮后切成小丁。
2. 放入碗内，然后用小汤匙压成泥状即可。

西兰花土豆泥

材料

西兰花 30 克　　土豆 50 克
猪肉末 10 克　　胡椒粉适量
食用油适量

做法

1. 西兰花洗净，煮熟后切碎；土豆蒸熟后去皮，压成泥。
2. 起油锅，放入猪肉末炒熟，再将其与土豆泥、碎西兰花混合拌匀。
3. 最后加入胡椒粉调味即可。

浓厚节庆氛围的绿、白、红三原色

圣诞节的宝宝菜单

"叮叮当！叮叮当！铃声多响亮！"爸妈可以在餐桌上搭配圣诞歌曲，以加深宝宝对于节庆氛围的感受力。音乐与节日做结合，不只可以增加宝宝对节庆的印象，还可以增加餐桌上的欢乐程度。

利用圣诞节元素设计食谱

提到圣诞，立刻会想到雪人、星星、圣诞红等图腾，爸妈在为宝宝料理节庆餐点时，可以利用这几个元素来做变化，不仅可以引起宝宝的食欲，还能够让餐桌风景增添一些亮点。

全家一起用餐的开心感受

很多家庭没有与宝宝一起用餐的习惯，其实，培养宝宝定时定点与家人用餐的习惯非常重要，不仅可以养成宝宝用餐的好习惯，还可以增进家人彼此之间的情感，对于宝宝的食欲也有很大的帮助。

雪人蔬果泥

材料

西红柿泥（去皮、去籽）10克
土豆泥15克　　黑芝麻2粒
胡萝卜少许　　圣女果1颗

做法

1. 将土豆泥在容器中堆叠成立体雪人。
2. 把西红柿泥均匀倒在雪人周围。
3. 把2粒黑芝麻放在雪人眼睛位置上。
4. 切一段胡萝卜插在雪人鼻子位置上。
5. 将圣女果做成帽子状，放在雪人头的位置上即完成。

星星红薯丸

材料

红薯30克　　　菠萝5克
西兰花丁10克　山药5克
西红柿丁10克

做法

1. 红薯去皮，焯烫后捣碎。
2. 菠萝、山药蒸熟后，捣碎混合。
3. 将西红柿丁及西兰花丁放入开水中焯烫后，捞起备用。
4. 将做法2的食材与碎红薯搓揉成泥，放入星型模具中压制后取出，并将做法3的食材均匀淋上即可。

圣诞白雪米糊

材料

白米糊 30 克　　　菠菜 5 克
胡萝卜 5 克

做法

1. 将菠菜焯烫后磨泥。
2. 将胡萝卜焯烫后切成碎丁。
3. 米糊熬煮片刻后，将菠菜泥与胡萝卜丁放进心型模具中压制后取出，铺在白米糊上即可。

三色牛奶汤面

材料

白面条 20 克　　　牛奶 50 毫升
黄椒丁 10 克　　　胡萝卜丁 10 克
葱末 10 克

做法

1. 将白面条切成 5 厘米左右后氽烫，再把黄椒丁、胡萝卜丁以及葱末烫煮后沥干水分。
2. 牛奶中加入少许水熬煮，再把白面条、黄椒丁、胡萝卜丁放入，最后放入葱末，小火熬煮片刻即可。

Chapter
4

幼儿餐也需要一点料理小魔法

- 努力长高好营养：虾、鳕鱼、紫菜
- 骨骼强壮身体好：小鲲鱼、芥蓝菜、苋菜
- 提高良好注意力：茄子、海带、杏仁
- 促进头脑好发育：三文鱼、甜椒、豆浆
- 拒绝龋齿健康佳：芹菜、洋葱、香菇
- 缺乏食欲加餐饭：胡萝卜、山药、樱桃

幼儿餐的生长小魔法！

搭配不同的食材特性，

针对长高、骨骼强壮、

提高良好注意力、促进脑发育、

健康牙齿、增加食欲，

量身打造宝宝喜欢的美味食谱！

努力长高好营养

虾

虾的营养丰富，肉质松软甘甜，易于消化吸收，是优质的蛋白质来源，对正在成长发育的宝宝有极大帮助。但要注意海鲜类食材必须要新鲜，最好不要购买已经处理好的虾仁，而是买新鲜虾再剥壳处理。同时，由于虾容易引起过敏，若宝宝有过敏体质，爸妈在喂食时也应该慎重观察宝宝反应，以少量喂食为主。

➕ 主要营养素

蛋白质、钙、镁

虾除了含有丰富的维生素A、维生素B_{12}，以及钙、钾、碘、镁、硒、铁等微量元素之外，还有比鱼肉、蛋类、奶类高出数倍的蛋白质，是补充体力的上选食材。

❗ 食疗功效

虾肉具有养血固精、化瘀解毒、益气滋阳、开胃化痰的功效，并且能使人保持精力集中、补充骨骼和牙齿发育所需钙质、提高免疫力、增强体力、促进身高发展，还能帮助活化脑机能、缓和焦虑、保护心脑血管系统。

➤ 选购保存

购买虾时，要挑选虾头与虾身连结完整、虾眼饱满、虾体清澈略带透明灰色、肉质紧致，且虾壳带有光泽、摸起来无黏液、近闻无腥臭味为佳；而保存时可以选择将虾放入加有料酒的热水中煮熟再沥干放凉，装入密封袋中挤出空气再冷冻，可以存放更久。

搭 | 配 | 宜 | 忌

宜

虾 + 西兰花
补脾和胃、提升食欲

虾 + 上海青
补肝益肾

忌

虾 + 南瓜
容易引发痢疾

虾 + 山药
引起腹痛、恶心呕吐

提升体力及
免疫力

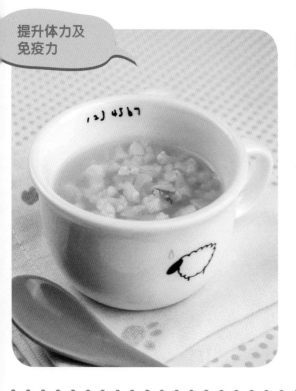

鲜虾花菜

材料

花菜 40 克　　　　鲜虾 10 克
海带高汤 150 毫升

做法

1. 花菜洗净后，放入沸水中煮软，切碎备用。

2. 虾洗净后去除肠泥和虾头，再放入沸水中煮熟，剥壳后切碎。

3. 将虾仁、花菜和海带高汤一起熬煮，搅拌均匀即可。

山鲜海味
一次网罗

虾仁胡萝卜泡饭

材料

白米粥 75 克　　　　胡萝卜 15 克
洋葱 10 克　　　　　虾仁 4 个
芝麻油少许

做法

1. 虾仁用盐水洗净后，去肠泥、剁碎。

2. 胡萝卜、洋葱去皮，切成细末备用。

3. 锅里放入芝麻油与洋葱、胡萝卜略炒一下，再放入虾仁，最后放入白米粥，烹煮一会即可。

努力长高好营养
鳕鱼

鳕鱼是极受欢迎的鱼种之一，肉质白皙细嫩，没有鱼腥味、刺少，并且富含可溶性钙，易被人体吸收，也适合各种料理方式，吃起来多汁爽利，很适合宝宝食用。真正的鳕鱼罕见又昂贵，市场上多将圆鳕、扁鳕或狭鳕包装成鳕鱼出售，但只要为宝宝细心避开俗称"油鱼"的圆鳕，以免造成腹泻，营养价值还是不减分的。

✚ 主要营养素

DHA、EPA、蛋白质

鳕鱼除了富含普通鱼油含有的DHA、EPA外，还有人体必需的丰富的蛋白质、维生素A、维生素D、钙、镁、硒等营养素。

❶ 食疗功效

鳕鱼具有促进智力发展、防止血液凝结、活血化瘀等功效，能够活化脑细胞、帮助钙质吸收、保护心血管系统、强壮骨骼、缓解疲劳，对宝宝大脑细胞、脑神经传导及身高发育、眼睛和心血管发展也都有显著助益。

➡ 选购保存

新鲜鳕鱼以肉色雪白又饱满结实、外缘皮色较白而无血水者为佳，并且要注意观看切断面的颜色，肉质透明且呈现淡粉色才是当天切片的鲜鱼。而如果不是当天食用，可以不必清洗直接冷冻，或清洗后撒盐去腥，再用密封袋包起来后放入冷冻室，可保存2至3周。

搭 | 配 | 宜 | 忌

（宜）

鳕鱼 + 香菇
提神、补脑健脑

鳕鱼 + 西兰花
防癌抗癌

（忌）

鳕鱼 + 豆腐
提高蛋白质吸收率

鳕鱼 + 醋
刺激肠胃

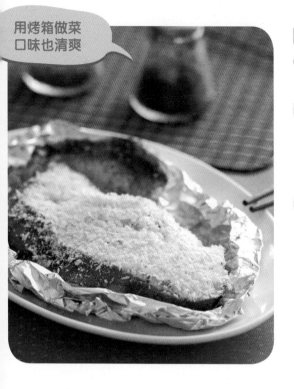

用烤箱做菜口味也清爽

烤鳕鱼

材料

鳕鱼肉 100 克　　面包粉 20 克
洋葱丁 40 克　　　橄榄油及盐适量

做法

1. 鳕鱼肉退冰后洗净、擦干，抹上薄薄的一层盐，腌渍备用。

2. 将洋葱丁炒软并留一点汤汁备用。

3. 烤盘铺上锡箔纸，抹上橄榄油后用洋葱丁铺底，再放上鳕鱼肉，以 200℃ 烤 10 分钟。

4. 将鳕鱼肉裹上面包粉后再进烤箱烤 10 分钟即可。

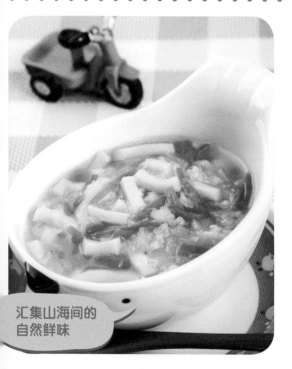

汇集山海间的自然鲜味

鳕鱼蔬菜乌龙面

材料

鳕鱼肉 30 克　　　生乌龙面 40 克
大白菜嫩叶 30 克　胡萝卜 20 克
海带汤 200 毫升

做法

1. 鳕鱼烫熟后去鱼皮、鱼刺，再捣碎。

2. 将大白菜嫩叶和胡萝卜洗净、切丝。

3. 乌龙面切小段，用沸水煮熟后捞出沥干。

4. 锅中注入海带汤烧开，加入白菜叶、胡萝卜熬煮至熟，再加入鳕鱼肉，熬煮片刻后将其浇在煮熟的乌龙面上即可。

努力长高好营养
紫菜

紫菜历来被人们视为珍贵海味之一，味道鲜美，食用及药用价值都很高，是一种重要的经济海藻，有"长寿菜"及"营养宝库"的美誉。但紫菜性寒、不易消化，因此要谨慎摄取，不宜过量，并且应该等到宝宝满7个月后再少量尝试，而在宝宝有体质虚寒、甲状腺功能异常或肠胃消化不良的情况时也要避免食用。

➕ 主要营养素

碘、钙、蛋白质

紫菜中富含胡萝卜素、B族维生素、维生素C、牛磺酸、胆碱、多糖等多种营养成分，并且蛋白质、铁、碘、磷、钙、核黄素含量比许多蔬菜都高出许多。

❗ 食疗功效

紫菜具有改善缺碘性甲状腺肿大及贫血症状的功效，还能预防夜盲症和便秘、促进肠胃机能，以及消水肿、保护肝脏、增强记忆力、促进骨骼和牙齿生长发育、提高人体免疫力，并且帮助提高主食中蛋白质的效用。

搭 | 配 | 宜 | 忌

宜

紫菜 + 萝卜
可清肺热、治咳嗽

紫菜 + 鸡蛋
可补充维生素B_{12}和钙

忌

紫菜 + 虾皮
不利消化

紫菜 + 柿子
影响钙吸收

➠ 选购保存

在挑选紫菜时，宜选购色泽紫红、干燥、无泥沙杂质的紫菜，并且闻起来有紫菜特有的清香、密度紧实者为佳；若紫菜泡水后发现水呈蓝紫色，表示紫菜曾被染色，不宜食用。紫菜极易受潮，打开后应用密封袋装好，置于低温干燥处或放入冰箱保存。

夏日清爽开胃
好帮手

紫菜西红柿汤

材料

紫菜 1 克　　　　西红柿 20 克
高汤 200 毫升　　盐少许

做法

1. 将西红柿洗干净，焯烫后去皮、切成小丁；紫菜泡发备用。

2. 取汤锅，放入高汤煮滚后，加入西红柿丁一起熬煮。

3. 接着放入紫菜，煮开后加入盐调味即可饮用。

适合一岁后
宝宝食用

紫菜蛋花汤

材料

紫菜 25 克　　　　鸡蛋 1 个
虾米 5 克　　　　盐少许
葱花少许

做法

1. 将紫菜洗净，撕碎后放入碗中，再加入虾米。

2. 锅中注入适量水煮开，再加入搅拌均匀的蛋液。

3. 待蛋花浮起时，加入盐与葱花，搅拌均匀，再将汤倒入紫菜碗中即可。

骨骼强壮身体好

小鳀鱼

鳀鱼是遍布地中海地区的群聚鱼种，是钙含量最高的鱼种，营养价值极高，含汞量则比大型鱼少，而且能够应用的菜肴很多，比如熬煮汤头或磨碎来做烹饪中提味的素材，并且可以连骨带肉食用，一次就吃进丰富蛋白质及钙，非常适合发育中的宝宝食用。但因鱼体小，在选购时应该确定选购的是鳀鱼，而非鱼苗。

➕ 主要营养素

蛋白质、不饱和脂肪酸、钙

鳀鱼含有丰富的蛋白质、烟碱酸、维生素A和维生素D与硒、钙、磷、镁、锌等微量矿物质，还有人体所需的16种氨基酸，以及相当有益的不饱和脂肪酸。

❗ 食疗功效

鳀鱼具有预防心血管疾病、提升免疫力的功效，并且能够增进宝宝牙齿、骨头及皮肤黏膜的生长发育，同时提高脑细胞活力、维护视力健康、恢复疲劳，还能有效减轻过敏与体内的发炎症状。

➡️ 选购保存

在选购鳀鱼时，应以鱼身干爽、颜色自然略带银灰、色泽明亮为佳，并以眼珠明亮清澈、黑白分明、不腥臭、鱼体饱满有弹性来判断新鲜与否。购买的分量应以当天食用完毕为主，若无法一次吃完，则要立刻分装成每次食用的分量，装在密闭容器中冷冻保存。

搭 | 配 | 宜 | 忌

宜

鳀鱼 + 核桃
补充蛋白质

鳀鱼 + 芦笋
促进钙吸收

忌

鳀鱼 + 培根
容易形成致癌物

鳀鱼 + 火腿
破坏营养素

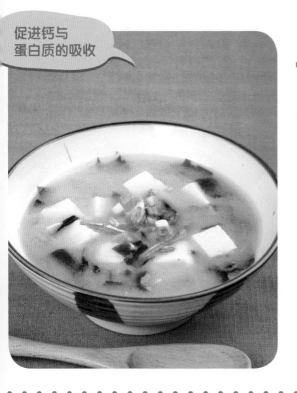

促进钙与
蛋白质的吸收

小鳀鱼豆腐味噌汤

材料

豆腐 30 克　　　　小鳀鱼 10 克
葱花 2 克　　　　味噌 2 克
海带汤 200 毫升

做法

1. 豆腐切小丁；小鳀鱼切碎备用。

2. 取汤锅，放入海带汤和味噌煮至沸腾，接着放入小鳀鱼一起熬煮15分钟。

3. 最后放进豆腐和葱花，煮沸即可。

山苏炒小鳀鱼

材料

山苏 80 克　　　　小鳀鱼 15 克
橄榄油 5 毫升　　　盐少许

做法

1. 山苏洗净后，切段备用；小鳀鱼洗净备用。

2. 锅中放入橄榄油，将小鳀鱼炒香，接着放入山苏炒至熟透。

3. 待食材熟透，加入盐拌炒均匀，即可起锅食用。

强健骨骼
并增进免疫力

叶色翠绿的芥蓝菜全年可见，营养丰富，口感爽脆，带有略带苦味的特殊风味，并且容易消化、农药少，是温和又健康的菜种，相当适合宝宝或老人食用。但由于菜梗较硬，宝宝尝试时应先撕除菜梗外皮纤维，也要尽量切碎、煮软，帮助宝宝顺利咀嚼和吞食；并注意宝宝若有甲状腺功能障碍或肾脏疾病则要适量摄取。

➕ 主要营养素

钙、铁、膳食纤维

芥蓝菜富含有机碱、膳食纤维、维生素A、维生素C、B族维生素和钙、磷、铁，以及叶绿素、蛋白质、糖类等营养成分，对人体好处多多。

❗ 食疗功效

芥蓝菜具有补血顺气、解毒消肿、活血降压、平喘清咽的功效，对咽喉痛、咳嗽气喘及消化性溃疡疼痛有食疗效果，并且可以强壮筋骨、刺激肠胃蠕动、缓解虚火上升、保健眼睛，还能有效消除疲劳、提升食欲。

➡ 选购保存

芥蓝菜越嫩越脆，因此以叶片浓绿厚实且外观整齐、切口处鲜嫩者且花苞未开者为佳，如果菜心顶部的花盛开，则表示已老化，口感不好。而芥蓝保存不易，容易老化，最好趁新鲜食用，需要保存时就要用牛皮纸包好再冷藏，并在三天内食用完毕。

搭 | 配 | 宜 | 忌

宜

芥蓝菜 + 白菜
抗癌防癌、促进代谢

芥蓝菜 + 鸡肉
益气健脾

忌

芥蓝菜 + 可乐
阻碍钙吸收

芥蓝菜 + 牛肝
破坏维生素C

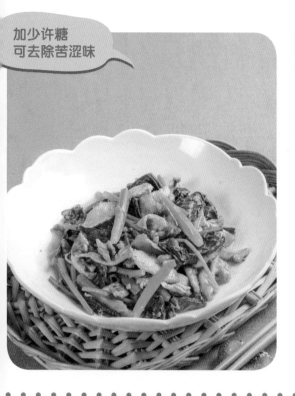

加少许糖
可去除苦涩味

芥蓝炒肉片

材料

牛肉片 20 克　　　豆腐 50 克
芥蓝菜 30 克　　　洋葱末 20 克
盐适量　　　　　　食用油适量

做法

1. 牛肉片汆烫后捞出。

2. 芥蓝菜洗净，焯烫后切小段；豆腐洗净后切薄片，将双面煎黄。

3. 另起油锅，放入牛肉和洋葱末爆炒，再加入豆腐、芥蓝菜，炒熟后加盐调味即可。

钙与蛋白质一
次补充

芥蓝鸡肉粥

材料

软饭 40 克　　　　鸡肉 30 克
洋菇 10 克　　　　芥蓝菜 30 克
鸡高汤 100 毫升

做法

1. 鸡肉和洋菇、芥蓝各自汆烫后，均切成适口大小。

2. 热锅后放入鸡肉翻炒，接着放入洋菇再略炒一下；待鸡肉八分熟时，倒入鸡高汤和软饭一起熬煮。

3. 最后放入烫好的芥蓝菜煮熟即可。

苋菜

苋菜盛产于夏季，可分为白苋菜及红苋菜，富含人体需要的维生素和矿物质且易被人体吸收，有"长寿菜"的美称，很适合宝宝食用。由于茎部的纤维较粗，准备给宝宝食用时，应该要拣取嫩叶烹煮，茎部则可削去外皮、留下嫩茎，焯烫后剁碎或给宝宝当手指食物。但在宝宝脾胃虚弱、腹泻时要特别注意酌量摄取。

➕ 主要营养素

钙、铁、胡萝卜素

苋菜中富含蛋白质、膳食纤维、B族维生素、维生素C，以及磷、钙、铁等多种矿物质，所含胡萝卜素比茄果类高出2倍以上，并且不含草酸，利用率较高。

❗ 食疗功效

苋菜能补气、清热、明目、排毒瘦身，且对牙齿和骨骼的生长起到促进作用，并能维持正常的心肌活动，防止肌肉痉挛。苋菜还具有促进凝血、增加血红蛋白含量并提高携氧能力、促进造血等功能。

➡️ 选购保存

选购苋菜时，应该注意优先挑选茎部短而肥厚细嫩、易折断、叶片完整且触感柔嫩、色泽柔润翠绿，同时没有水伤、病虫害或腐烂等伤害的。而苋菜购买后也应该尽快食用，若一时吃不完需要冷藏，也应用白报纸包覆后冷藏，可保存约2天。

搭 | 配 | 宜 | 忌

宜

苋菜 + 猪肉
清热解毒、利尿养胃

苋菜 + 虾仁
补充钙质、帮助增高

苋菜 + 大蒜
具有开胃健脾的作用

忌

苋菜 + 鳖肉
容易造成肠胃积滞

清肝明目
补气补血

凉拌苋菜

材料

苋菜 100 克　　　　熟白芝麻 20 克
薄盐酱油少许

做法

1. 苋菜取嫩叶洗净，切成 3 ~ 4 厘米的小段。

2. 煮一锅滚水，放入苋菜焯烫，再泡入冷开水中放凉待用。

3. 捞出苋菜后盛盘，再将薄盐酱油淋上，最后撒上熟白芝麻即可。

红薯甜蜜的口感
让苋菜更好吃

苋菜红薯糊

材料

红薯 40 克　　　　苋菜 30 克

做法

1. 红薯洗净后，去皮、蒸熟，再压泥备用。

2. 苋菜洗净后，去除老叶，放入沸水锅中烫熟。

3. 将烫熟的苋菜切细碎，与红薯泥搅拌均匀即可。

茄 子

茄子是为数不多的紫色蔬菜之一，也是餐桌上常见的家常蔬菜，食用方法多样，果肉口感厚润，并且含有多种有益人体健康的营养成分，非常适合宝宝食用。而茄子拥有的营养多是藏在紫色表皮与茄肉相连处，因此烹饪茄子时应尽量不去皮，并且不要长时间浸泡，才不会导致营养流失、茄肉腐烂变质，引起肠胃不适。

➕ 主要营养素

锌、膳食纤维、花青素

茄子富含蛋白质、维生素A、B族维生素、维生素C、维生素E、维生素P、膳食纤维、花青素和多种生物碱，以及钙、磷、镁、锌、铁等微量元素。

❗ 食疗功效

茄子具有清热活血、通络散瘀、消肿止痛、解暑止泻的功效，对于长痱子、消化不良、皮肤溃疡和便秘有食疗作用，还能增强抗病能力、促进伤口愈合、保护心血管、增加微血管弹性，并且可以促进脑细胞健康。

搭 | 配 | 宜 | 忌

宜

茄子 + 猪肉
促进注意力提升

茄子 + 菠菜
增进血液循环

忌

茄子 + 螃蟹
郁积腹中、伤害肠胃

茄子 + 墨鱼
阻塞肠道，引起胀气

➡ 选购保存

挑选茄子时，要以果形完整有光泽而没有损伤、果肉紧实饱满有弹性，并且蒂头没有枯萎、不容易与果肉分离，才是新鲜又口感较佳的嫩茄子。而如果没有要立即食用，只要直接将茄子放在阴凉通风处或冰箱冷藏，避免遭受碰撞或沾水，可保存2至3天。

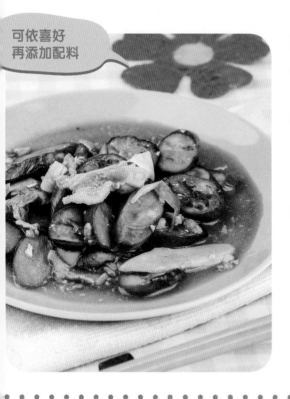

可依喜好
再添加配料

茄子猪肉

材料

茄子 1 条　　　　猪肉 30 克
酱油 10 毫升　　　橄榄油 5 毫升

做法

1. 茄子洗净后，斜切成片状；猪肉切成适当大小。

2. 热油锅，将猪肉放入锅内拌炒至五分熟，捞起备用。

3. 再把茄子下锅拌炒至均匀覆上油脂，加入五分熟的猪肉一起拌炒至熟。

4. 最后加入酱油炒匀，即可起锅食用。

不喜欢软烂茄子
的宝宝也爱吃

紫茄土豆芝士泥

材料

土豆 80 克　　　　芝士片 1/2 片
胡萝卜 5 克　　　　茄子 15 克

做法

1. 土豆削皮后切块，将芝士放在土豆上，一起蒸熟后磨泥。

2. 胡萝卜和茄子分别洗净，切小丁。

3. 起滚水锅，将胡萝卜丁和茄子丁一起烫熟，捞出后加入蒸熟的土豆泥，拌匀即可。

提高注意力

海带

海带晒干后可做多种应用，常用于中国菜、日本料理和韩式料理中，营养丰富，素有"长寿菜"、"海上之蔬"、"含碘冠军"的美誉，含有多种矿物质和膳食纤维，对宝宝有重要的保健作用。值得注意的是，海带性偏寒且含碘量丰富，有体质虚寒、肠胃不适或患甲状腺功能亢进病症的宝宝，要特别注意摄取量。

搭 | 配 | 宜 | 忌

宜

海带 + 冬瓜
可降血压、降血脂

海带 + 紫菜
可治水肿、贫血

忌

海带 + 猪血
会引起便秘

海带 + 火腿
会引起消化不良

➕ 主要营养素

镁、碘、维生素E

海带含有丰富的镁、碘、钙、锌、硒、铁等矿物质，还含有B族维生素、甘露醇、藻胶酸、蛋白质、海藻酸、Ω-3不饱和脂肪酸及膳食纤维等营养素。

❗ 食疗功效

海带能巩固骨骼和牙齿的健康，还能维护中枢神经系统、提高免疫力、清热排毒、利尿消肿、维持甲状腺正常运作，并且有提升注意力、稳定情绪、修复肠道黏膜，以及预防肥胖症和夜盲症的作用。

➠ 选购保存

挑选海带应选购质地厚实、形状宽长、表面干燥、颜色为褐绿或土黄色、海味浓厚、边缘无碎裂或黄化现象，并且手感较硬、有韧性的。买回来后如果要保存，则必须将海带放进密封袋封好，再放进冰箱冷冻，但也建议要在短时间内吃完，以免发生变质。

帮助脑细胞
正常活动

黄豆海带汤

材料

海带 25 克 　　　　黄豆 50 克
盐适量

做法

1. 将黄豆洗净后，放入水中浸泡 3 个小时备用。

2. 海带洗净，用清水浸泡 20 分钟后沥干，切成小段。

3. 锅中注入适量清水烧开，放入黄豆和海带，转大火再次烧开。

4. 转小火煮至熟透后加盐调味即可。

海带鸡肉粥

材料

白米粥 60 克 　　　　鸡胸肉 20 克
干海带 20 克 　　　　盐适量

做法

1. 干海带泡清水半个小时，泡发后洗净、沥干，切碎备用。

2. 鸡胸肉放入沸水锅中煮熟后，捞出剁碎。

3. 取汤锅，放入白米粥煮沸，再加入海带、鸡肉，以及适量盐调味。

4. 转小火熬煮到熟透即可食用。

有效提升
免疫力

提高注意力
杏仁

杏仁的历史悠久,可分为北杏及南杏。北杏味苦,有微毒不可生吃,药效较强,一般用来入药;而市面上常见的就是味道甘甜的南杏,无毒且可药食兼用,常用来作为甜点的原料,可作为零食,也适合磨碎或磨成粉入菜。但由于杏仁稍微带有药性,宝宝在平时摄取时就应该注意不要过量,咳嗽或腹泻时则要避免食用。

➕ 主要营养素

钙、锌、亚麻油酸

杏仁中含有蛋白质、脂肪、胡萝卜素、B族维生素、维生素C、维生素E、苦杏仁苷和钙、铁、锌、锰等矿物质,以及人体必需的亚麻油酸。

❗ 食疗功效

杏仁具有润肺生津、止咳祛痰、润肠通便的功效,对干咳无痰、肺虚久咳的症状有辅助缓解作用,并且能够保护心脏、预防肿瘤、帮助排毒、改善睡眠问题、促进骨骼发育、预防便秘,还可以强健大脑组织。

➡ 选购保存

挑选杏仁时,应该挑选颗粒均匀、饱满肥厚、触感坚硬者为佳;而市售的杏仁粉多以甜杏仁为主,购买时要特别注意其纯度,避免购买香气太强烈的产品,颗粒粗且有油脂的杏仁粉才是佳选。杏仁最怕受潮,开封后应该密实放进密封罐里再冷藏。

搭 | 配 | 宜 | 忌

宜 **杏仁 + 牛奶**
补充钙质

忌 **杏仁 + 小米**
引起腹泻、呕吐

杏仁 + 菱角
降低蛋白质吸收率

杏仁 + 猪肉
会引起腹痛

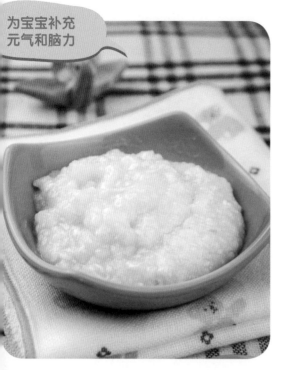

为宝宝补充
元气和脑力

杏仁豆腐糯米粥

材料

糯米粉 20 克　　　嫩豆腐 20 克
杏仁粉 30 克

做法

1. 将糯米粉过筛；嫩豆腐用开水清洗后捣碎备用。

2. 取汤锅，放进嫩豆腐、糯米粉和 100 毫升清水，用小火边煮边搅拌。

3. 煮到粥水变得浓稠时，再加入杏仁粉拌匀即可。

磨粉能帮助
宝宝消化

糙米黑豆杏仁稀粥

材料

白米粥 100 克　　　紫米 15 克
糙米 15 克　　　　杏仁粉 15 克
黑豆粉 15 克

做法

1. 将糙米和紫米事先放入水中浸泡 4 个小时，备用。

2. 将泡好的糙米和紫米绞碎，和白米粥及适量清水一起熬煮。

3. 最后再把黑豆粉和杏仁粉放入粥里一起熬煮，煮至沸腾即可。

121

促进头脑好发育
三文鱼

三文鱼营养价值丰富，是常被食用的鱼类之一，多为无性养殖，享有"水中珍品"美誉；而且肉质细嫩鲜美、鱼刺较少，既可直接生食，又能够用来烹制各式菜肴，是很棒的食材，尤其适合成长发育中的宝宝食用。值得注意的是，市面上出售的烟熏三文鱼钠含量较高，不宜让宝宝食用，还是购买新鲜鱼后自行料理比较好。

⊕ 主要营养素

Ω-3脂肪酸、蛋白质、B族维生素

三文鱼中含有蛋白质、大量不饱和脂肪酸与钙、铁、镁、硒等微量元素，以及类胡萝卜素、B族维生素、维生素E等营养成分。

❶ 食疗功效

三文鱼丰富的营养易被人体吸收，能够减轻疲劳感、舒缓情绪，以及增强身体活力、促进钙吸收、修补细胞组织、防治心血管疾病，并且能够帮助宝宝脑部、视网膜及神经系统的发育，有效增强脑功能、增强记忆力。

❷ 选购保存

挑选三文鱼时，要选肉色略为粉红、鱼眼清澈透亮、肉质结实有弹性并且油花均匀者才新鲜，若是气味腐臭且鱼肉呈黑红色则应避免购买。购买新鲜三文鱼，最好当日食用完毕，如果需要储存则应该分作小块，置入盐水浸泡后沥干，再装进密封袋冷冻，并在2天内吃完。

搭 | 配 | 宜 | 忌

宜

三文鱼 + 柠檬
补充营养更全面

三文鱼 + 洋葱
增加营养的摄取

三文鱼 + 白萝卜
可以健脑益智

忌

三文鱼 + 黄瓜
影响蛋白质吸收

加强营养多元摄取

香浓三文鱼蛋饼

材料

三文鱼 50 克　　　鸡蛋 1 个
青菜 30 克　　　　面粉 20 克
盐少许　　　　　　食用油适量

做法

1. 将三文鱼洗净后放入锅里蒸熟，趁热挑除鱼皮和鱼刺后压成鱼泥。

2. 将鸡蛋、三文鱼肉泥、青菜、面粉和盐拌匀成面糊，备用。

3. 热油锅，放入适量面糊，煎至熟透、表面金黄即可。

松子三文鱼粥

材料

白米粥 100 克　　　三文鱼肉 30 克
松子 15 克　　　　盐适量

做法

1. 三文鱼肉用热开水氽烫后，挑除鱼皮和鱼刺，再压碎备用。

2. 将松子洗净，捣碎备用。

3. 加热白米粥，再放进松子和三文鱼均匀搅拌。

4. 煮沸后加入盐调味即可。

增强和维护脑细胞功能

甜椒

甜椒是辣椒的变种，颜色分别有黄色、红色、紫色及象牙色，营养丰富，拥有比青椒更多的水分及更肥厚的果肉，口感脆嫩多汁、带有甜味，是对身体十分有益的健康蔬果。需要注意的是，甜椒虽然很适合生食，但一岁以下的宝宝还是建议以熟食为宜，虽然烹调会损失一些营养素，但能避免误食虫卵或受到细菌感染。

➕ 主要营养素

维生素A、维生素C、胡萝卜素

甜椒除了含有蛋白质、膳食纤维以及钙、钾、镁、铁和硅等各种矿物质，也富含胡萝卜素、B族维生素、维生素A、维生素C、烟碱酸，是十分有益健康的蔬果。

❗ 食疗功效

甜椒除了对牙龈出血、免疫力低下和糖尿病有辅助功效，还能增强抵抗力、帮助消化、刺激食欲、消除便秘，及促进钙吸收、强化骨骼、保护心血管，并且能够刺激脑细胞新陈代谢，帮助维持较敏锐的思考能力。

▶ 选购保存

挑选甜椒时，要以表皮光滑、蒂头翠绿、身重肉厚、果形完整且饱满、颜色鲜明有光泽，并且没有虫蛀或腐烂、水伤、萎缩的较好。储存时则应该用有孔的塑胶袋或报纸包装好，再放入冰箱保存，但也不宜存放太久，最多保存一周，以免影响品质。

搭 | 配 | 宜 | 忌

宜

甜椒 + 花菜
帮助增强抵抗力

甜椒 + 牛肉
修补细胞组织

忌

甜椒 + 葵花子
妨碍维生素E的吸收

甜椒 + 香菜
降低营养价值

促进脑部发育

红椒苹果泥

材料

红椒 30 克　　　苹果 100 克

做法

1. 红椒洗净、去籽、切小块，放入搅拌机内，加入少量水，搅拌成泥。
2. 苹果去皮、洗净，磨成泥。
3. 煮熟红椒泥，再加入苹果泥搅拌均匀即可。

打成果汁有益吸收

甜椒百香果汁

材料

红甜椒 50 克　　　黄甜椒 50 克
百香果 1 个

做法

1. 红甜椒和黄甜椒洗净，用热水焯烫后去皮，切丁备用。
2. 百香果洗净、剖开，挖出果肉。
3. 将百香果肉和红、黄甜椒丁倒入果汁机中搅打均匀。
4. 将果汁过筛即可饮用。

促进头脑好发育

豆浆

豆浆含有许多有益于人体健康的物质，不仅美味，食用方法也多元，可单独饮用也可入菜，甜咸均可，并且容易被消化吸收，对人体有诸多好处，被称为"植物性牛奶"，特别适合宝宝饮用。但由于豆浆是高蛋白饮食，需注意总蛋白摄取量，以免增加肾脏负担，此外，宝宝在满6个月前或有肠胃不适时也不宜饮用。

➕ 主要营养素

蛋白质、卵磷脂、钙

豆浆中含有丰富的植物性蛋白、纤维质、维生素E与维生素C和磷、铁、钙、钾、镁等矿物质，以及卵磷脂、大豆异黄酮、皂苷等能防癌健脑的特殊保健因子。

➊ 食疗功效

豆浆性质平和，具有补虚润燥、健脾益气、通便解毒的功效，能够调节内分泌、增强体质、预防脂肪肝及心血管疾病，并且帮助增强大脑细胞功能、促进脑部发育，对正在发育的宝宝来说，具有帮助记忆力提升的好处。冬季喝还可以驱寒暖胃，滋养进补。

搭 | 配 | 宜 | 忌

宜

豆浆 + 花生
可滋润肌肤、补元气

豆浆 + 鱼
促进钙吸收

豆浆 + 白菜
调节内分泌、帮助造血

忌

豆浆 + 蜂蜜
妨碍消化、破坏营养

➧ 选购保存

好的豆浆应为乳白略带黄色，闻起来有浓浓豆香味，略凉时表面会有一层油皮，并且口感爽滑、带有一点甜味。豆浆最好现做现喝，若需要存放，也应该使用干净且干燥的容器盛装，并尽快放进冰箱，可保存3到4天。

提供大脑
发育的营养

核桃豆浆

材料

黄豆 50 克　　桃 10 克　　白糖适量

做法

1. 黄豆和核桃事先浸泡 8 小时，洗净备用。

2. 将黄豆、核桃和 150 毫升清水放入搅拌机中打成豆浆。

3. 豆浆倒进锅中煮沸，沸腾 5 分钟后关火。

4. 用细网滤除豆渣，再加入白糖搅拌均匀即可。

豆浆芝麻鱼肉粥

材料

白米粥 100 克　　鳕鱼肉 30 克
芝麻 15 克　　　豆浆 20 毫升
盐适量

做法

1. 鳕鱼肉放入滚水里煮熟，挑净鱼刺后磨成鱼肉泥。

2. 芝麻在炒锅里干煸 1 分钟后，用研钵捣碎备用。

3. 白米粥和豆浆入锅，加入芝麻碎及鱼肉泥熬煮，加盐调味，沸腾即可。

提升脑部功能

芹菜

芹菜是一种常见的蔬菜，具有特殊的强烈香味，食用方式也非常多元，可以生吃、熟食或者做成饮品，且其根、茎、叶和籽都能作为药用，被称为"厨房药物"。而因为芹菜富含粗纤维，宝宝应该要满10个月才能食用磨碎的芹菜，并且要注意撕除较粗纤维，以利宝宝进食；同时在宝宝脾胃虚寒、腹泻时也应避免摄取。

➕ 主要营养素

膳食纤维、铁、钙

芹菜内含有丰富的蛋白质、膳食纤维、维生素B_1、维生素B_2、维生素C和维生素D，铁、钙、钾、磷等矿物质含量也多，此外还有β—胡萝卜素、甘露醇等营养成分。

❗ 食疗功效

芹菜具有平肝清热、清肠利便、健脑镇静、利尿消肿的功效，对于头晕、水肿、小便热涩不利、便秘等有辅助治疗作用，此外，还可以有效清除牙齿上的食物残渣，减少蛀牙的可能性。

搭 | 配 | 宜 | 忌

宜

芹菜 + 西红柿
降血压、健胃消食

芹菜 + 牛肉
可增强免疫力

忌

芹菜 + 菊花
会引起呕吐

芹菜 + 南瓜
会引起腹胀、腹泻

⏩ 选购保存

购买芹菜时，要注意茎部短而粗壮、菜子平直、颜色嫩绿，并且茎部容易折断的才是新鲜脆嫩的芹菜。而芹菜的叶绿素容易流失、纤维容易老化，一般建议购买后立刻食用；但如果需要保存，则不需要去除叶子，直接用纸张包裹后就能放入冰箱保存。

和糙米一起食用
营养更丰富

芹菜枸杞粥

材料

芹菜 30 克　　　枸杞 5 克
糙米 30 克　　　白米粥 100 克
盐适量

做法

1. 糙米事先浸泡 4 小时备用；芹菜洗净，撕去硬纤维、切末；枸杞洗净备用。

2. 将糙米绞碎，再和 50 毫升清水、白米粥一起放进锅里熬煮。

3. 煮沸后加入芹菜和枸杞，转小火炖 15 分钟，再加盐调味即可。

也可使用
芹菜叶

芹菜鸡肉粥

材料

白米粥 100 克　　　芹菜 20 克
鸡胸肉 30 克　　　盐适量

做法

1. 鸡胸肉洗净，过水汆烫后切碎备用。

2. 芹菜洗净后仔细撕去粗纤维、切碎。

3. 取汤锅，先加热白米粥，接着放入鸡肉和芹菜煮熟，再加入盐调味即可。

拒绝龋齿健康佳

洋葱

具有强烈气味的洋葱有"蔬菜皇后"的美称，含有丰富营养而且肉质柔嫩多汁，虽然本身含有大蒜素，生食时味道较刺激，经过加热后却会变得软糯香甜，能够增加食物的可口性，相当适合加在宝宝的食物中来增加风味。但洋葱不宜食用过多，否则容易引起胀气，同时，在宝宝胃部发炎或腹泻时，也应该注意衡量摄取量。

搭 | 配 | 宜 | 忌

宜

洋葱 + 大蒜
防癌抗癌、抗菌消炎

洋葱 + 鸡蛋
提高维生素C的吸收率

忌

洋葱 + 蜂蜜
伤害眼睛

洋葱 + 黄豆
降低钙的吸收率

➕ 主要营养素

硒、膳食纤维

洋葱含有丰富的膳食纤维、前列腺素A、含硫化合物、黄酮、叶酸、维生素A、维生素C和钾、钙、铁、硒等矿物质，以及能够抗氧化和防癌的硒和槲皮素。

❗ 食疗功效

洋葱有温肺化痰、散寒健胃、散瘀解毒、润肠等功效，能够舒缓感冒、防止便秘，还能保护心脏、强健骨骼、提振食欲、改善眼睛疲劳、缓解压力，并具有相当强的杀菌效果，可以阻止造成蛀牙的变形链球菌增生。

↘ 选购保存

选购洋葱时，应挑选球体完整、没有损伤或裂开、表皮干燥紧实且没有萌芽或腐烂者为佳。保存时，放置在阴凉通风处就可保存一周左右；如果已经切开，则需放入密封袋再进冰箱冷藏，并且要避免和蛋混在一起保存，以免导致鸡蛋变味。

清甜爽口
不怕呛

洋葱蔬食粥

材料

白米粥 100 克　　洋葱 10 克
四季豆 10 克　　西兰花 10 克
胡萝卜 10 克　　高汤 50 毫升

做法

1. 洋葱和四季豆去皮后煮熟、剁碎。
2. 西兰花和胡萝卜分别洗净，胡萝卜去皮后和西兰花一起剁碎备用。
3. 将白米粥和高汤、洋葱、四季豆、西兰花、胡萝卜一起熬煮至软烂即可。

洋葱牛肉汤

材料

牛肉片 20 克　　胡萝卜 20 克
牛奶 15 毫升　　蔬菜高汤 100 毫升
洋葱 20 克　　　盐少许

做法

1. 牛肉片烫熟后切小段。
2. 胡萝卜和洋葱洗净、去皮，切小丁。
3. 锅中放入牛肉片翻炒，再加入胡萝卜、洋葱、蔬菜高汤及牛奶一起熬煮。
4. 煮沸后加入盐调味即可。

健脾开胃、
补充元气

香菇

香菇是世界第二大食用菌，蕈伞大又厚，味道鲜美、香气沁人、咬感十足，并且营养丰富，素有"山珍之王"之称，非常受到欢迎；而其脱水后就是干香菇，只要用水泡开，香气更甚鲜菇，随时都能入菜，美味又方便，非常适合正在练习咀嚼的宝宝食用。但若是宝宝患有过敏性皮肤瘙痒或消化类疾病，则应该避免食用。

⊕ 主要营养素

香菇多糖、膳食纤维、矿物质

香菇含有丰富的蛋白质、维生素D、B族维生素、烟碱酸、钙、钾、膳食纤维与腺嘌呤等营养，以及人体所需的9种氨基酸、提高T细胞活力的香菇多糖。

❶ 食疗功效

香菇具有化痰理气、益胃和中的功效，对食欲不振、身体虚弱、便秘、肥胖等症有食疗功效，还能加强免疫系统、促进骨骼和牙齿发育、镇定神经、预防感冒，同时还能抑制牙菌斑形成、防止龋齿，帮助口气清新。

❯❯ 选购保存

挑选香菇时以味道香浓、蕈伞完整且厚实、菇面挺而饱满、菌褶紧实细白、菇柄短且粗壮、没有碰伤或发霉的为佳。而未用完的干香菇应密封放在阴凉通风处储存；新鲜香菇则因为鲜度容易下降，即使密封后再进冰箱冷藏，仍建议在2天内食用完毕。

搭 | 配 | 宜 | 忌

宜

香菇 + 竹笋
利尿通便、降血脂、降血压

香菇 + 豆腐
健脾养胃、增加食欲

香菇 + 西兰花
可滋补元气、润肺、化痰

忌

香菇 + 虾蟹
会引发痔疮

促进钙吸收

香菇红枣粥

材料

白米 50 克　　　　香菇 2 朵
红枣 3 个　　　　　鸡肉 30 克
盐适量

做法

1. 香菇、鸡肉洗净后切丁；再将红枣、白米洗净后，放置一旁备用。

2. 将白米、红枣、香菇、鸡肉放入砂锅中，加入盐、适量清水，熬煮至米粒熟烂、食材熟透后，即可起锅食用。

香菇粥

材料

白米粥 60 克　　　　香菇 2 个

做法

1. 香菇洗净后去蒂，用开水煮熟，再切碎备用。

2. 加热白米粥，加入香菇末，再稍煮片刻即可。

帮助开胃、
促进消化

骨骼强壮身体好
胡 萝 卜

胡萝卜是一种质脆味美、营养丰富的家常蔬菜，可生吃或熟食；除了颜色艳丽，能为料理外观配色加分，也被认为是维生素和营养物质的一座天然金矿，以其保护视力的功能和排毒效果闻名。值得注意的是，宝宝在腹泻或满10个月前都不宜饮用生冷的胡萝卜汁，而为有效吸收胡萝卜中的维生素A，建议用食用油炒食。

➕ 主要营养素

β-胡萝卜素、膳食纤维

胡萝卜含有丰富的胡萝卜素、膳食纤维及硒，并富含维生素B_1、维生素B_2、维生素B_6、维生素C及草酸等有益人体健康的成分，同时也含有钾、钙、铁、磷等矿物质。

❗ 食疗功效

胡萝卜有改善消化系统、清热解毒、润肺止咳等功效，对肠胃不适、便秘、营养不良等症有食疗作用，还能提高免疫力、促进骨骼生长发育、缓解压力、有效排出体内重金属毒素，并且增进食欲、强化肝脏机能。

搭 | 配 | 宜 | 忌

宜

胡萝卜 + 香菜
能够开胃消食

胡萝卜 + 蜂蜜
增加排毒效果

胡萝卜 + 白米
改善肠胃功能

忌

胡萝卜 + 红枣
降低营养价值

➡ 选购保存

胡萝卜的挑选要诀是选择表皮光滑无裂缝、形状笔直匀称，内芯面积较小、较细并且须根少的，才能吃到甘甜美味。而未处理的胡萝卜要放进冷藏室前，为避免水分流失，最好先包裹一层报纸；切过或烫过的胡萝卜则可用密封袋密封后进冷冻室保存。

全面营养
促进生长发育

宝宝版胡萝卜炒蛋

材料

胡萝卜20克　　　鸡蛋1个
葱花少许　　　　橄榄油少许
盐少许

做法

1. 胡萝卜洗净、去皮后，切丁备用；将鸡蛋放在碗中打散。

2. 起油锅，放入蛋液煎香成形后，盛出备用。

3. 原锅中放入胡萝卜炒熟，再下煎香的鸡蛋翻炒，最后放入盐及葱花即可。

蜂蜜胡萝卜汁

材料

胡萝卜100克　　　蜂蜜适量
鲜榨橙子汁5毫升

做法

1. 胡萝卜洗净后削皮，切成小块。

2. 将胡萝卜块放入果汁机中，加入100毫升冷开水，打成胡萝卜汁。

3. 最后加入橙子汁和蜂蜜，用果汁机再次打匀即可。

适合1岁后
宝宝饮用

缺乏食欲加餐饭

山药

口感滑腻、特殊的山药是白色食物之一，中药材称淮山、淮山药、怀山药，营养价值相当高，自古以来就被视为物美价廉的补虚佳品，不但可食可入药，并且可口、柔软易消化，不寒不燥、容易吸收，是对人体有许多益处的天然蔬菜，老人小孩皆宜。但山药有收涩的作用，因此宝宝大便燥结或腹痛时，是不宜食用的。

➕ 主要营养素

糖类、蛋白质

山药含有皂苷、糖类、蛋白质、B族维生素、维生素C、维生素K、钙、钾，以及氨基酸和黏质多糖等营养元素，为滋补及摄取植物性蛋白质的好选择。

❗ 食疗功效

山药具有健脾益胃、润补养肺的作用，能够帮助消化、止泻、抗过敏、改善久咳、促进血液循环，还可强身健体、促进排便，并且对于食欲不振、倦怠无力等症状有一定的辅助食疗作用。

➡ 选购保存

选购山药时，应该挑选表皮光滑洁净、呈土褐色，且形状胖又直、须根少、无畸形或分枝，重量较重，没有裂痕、腐烂和虫害的为佳。尚未切开的山药，可以放在阴凉通风处保存；切开没用完的山药，则可以在切面盖上一块湿布保湿，再放进冰箱冷藏，可保存4到5天。

搭｜配｜宜｜忌

宜

山药 + 玉米
增强免疫力

山药 + 莲子
开胃健脾、补肾

忌

山药 + 黄瓜
降低营养价值

山药 + 南瓜
影响维生素C的吸收

增强
细胞免疫功能

山药鸡汤面

材料

细面条 50 克　　　山药 30 克
白菜 20 克　　　　胡萝卜 5 克
鸡肉高汤适量

做法

1. 细面条切成小段；白菜洗净、剁碎备用；山药和胡萝卜洗净、去皮、剁碎。

2. 在锅中加入鸡肉高汤煮沸，再加入山药、胡萝卜熬煮片刻。

3. 再将面条及白菜放入锅中，转小火，焖煮至烂即可。

山药莲子米浆

材料

白米 30 克　　　　山药 10 克
莲子 10 克

做法

1. 莲子去心，和白米分别洗净后，放入水中浸泡 2 个小时备用。

2. 山药去皮，洗净后切成小块。

3. 将白米、山药、莲子放入果汁机中，倒入 200 毫升清水，打成泥状，再加热煮熟即可。

提振食欲、
帮助消化

缺乏食欲加餐饭

樱桃

樱桃外形娇小玲珑、色泽鲜艳，营养丰富，有很大的药用价值，同时也能作为水果食用，口感甜中带酸、滋味纯美，并且含铁量丰富，居各种水果之首，有"水果界的红宝石"之称。不过，樱桃固然营养满分，但必须注意的是，如果家中有人对樱桃过敏，则应该等到宝宝满1岁再开始让宝宝尝试，并且留意其身体反应。

⊕ 主要营养素

花青素、铁、维生素C

樱桃中含有丰富的花青素、前花青素、膳食纤维、胡萝卜素、蛋白质、果酸、维生素及钙、磷、铁、钾、镁等矿物质，能为人体带来许多好处。

❶ 食疗功效

樱桃具有补血理气、健肾排毒、增强体质、健脑益智的功效，可防治缺铁性贫血、增强体质、补充活力、保健视力，并且能够消炎止痛、抗氧化、提升免疫力、帮助睡眠，还可以提升食欲、帮助消化，维持排便正常。

≫ 选购保存

购买樱桃时，应注意选果梗为绿色，果色鲜艳、果粒饱满，表面有光泽、有弹性的樱桃为佳，并且观察樱桃的颜色：甜度最高的果色为暗红，鲜红色则有点酸味。选购回家后的放置也很重要，吃不完的必须放到冰箱松散存放，并尽快于一周内食毕。

搭 | 配 | 宜 | 忌

宜

樱桃 + 蜂蜜
补中益气

樱桃 + 枸杞
补虚强身

忌

樱桃 + 动物肝脏
破坏维生素C

樱桃 + 黄瓜
破坏维生素C

特殊的酸甜滋味
让食欲大开

樱桃苹果汁

材料

樱桃汁 15 毫升
苹果 15 克

做法

1. 苹果去皮后，磨泥备用。
2. 取杯子，倒入樱桃汁与苹果泥，搅拌均匀即可食用。

适合1岁后
宝宝饮用

樱桃牛奶

材料

樱桃 10 颗　　　牛奶 50 毫升
蜂蜜适量

做法

1. 将樱桃浸泡在流动的水中 5 分钟以去除农药，再捞出洗净、去核备用。
2. 将樱桃果肉放入果汁机中，倒入牛奶与蜂蜜，一起打成汁。
3. 用细网滤除残渣即可饮用。

Chapter

5

宝宝生活22问

- 让宝宝快乐进食的方法
- 宝宝饮食的基本原则
- 培养优良的饮食习惯
- 饮食教育的基本原则
- 这种时候怎么办
- 宝宝的教养相关问题
- 宝宝的语言发展
- 挖掘孩子潜力的秘诀

宝宝不吃饭怎么办?

怎么培养宝宝的饮食习惯?

根据宝宝饮食延伸的问题,

给予爸妈好懂易做的小秘诀。

针对宝宝的各种教养问题、

语言发展、甚至潜力挖掘,

提供易读好行的育儿小方法。

让宝宝快乐进食的方法

Q 结束离乳时期，有什么办法可以引发宝宝的食欲呢？

A 一般在迎接孩子1岁生日时，就开始转为准备幼儿食物了，离乳食物还没进行完的宝宝也不必着急，请配合宝宝的步调慢慢转变吧！虽说这时的幼儿不吃离乳食物了，但并非可以一下子和成人吃一样的东西，幼儿食物还是必须有所区别，如果食物过大，即使宝宝拥有多么旺盛的食欲，也不能顺利进食，太硬的口感，也会妨碍宝宝进食。另外，食物装盘需装饰！有部分宝宝看到装盘很普通或盘子脏兮兮的就会没食欲，因此，适当的美观跟色彩是必需的。

Q 如何挑选宝宝的食物？

A 即使是成人，也有吃得多和吃得少的人，孩子当然也有这种情况，如果是食量小的孩子，妈妈总是想办法要喂，硬塞食物给孩子，宝宝会觉得很辛苦，妈妈大可不必这样，顺应孩子的状况作调整吧！餐点安排上，要为孩子考虑能平衡吸收蛋白质、糖类、维生素、脂肪、钙等营养素的菜单。在幼儿期，不要把米饭当主食，事实上，菜比米饭更重要，孩子不愿意吃你做的菜时，也可以让他多喝汤。妈妈没必要认为如果不吃盛餐，营养就不够，一天吃的食物种类尽量丰富些就是，这对爸爸妈妈也很有益处。

POINT

把握快乐用餐的大原则

吃饭时，妈妈和孩子进行了各种话题的交谈了吗？是不是只让孩子安静吃饭？吃饭时间对妈妈和孩子反而都成了紧张时刻吗？对这时期的孩子而言，食事就是生活的重心，请妈妈在用餐时，对孩子说些风趣的话，一起快乐用餐吧！

宝宝饮食的基本原则

Q 宝宝的偏食问题如何处理？

A 孩子没吃习惯的食物怎么也不想吃，常常是很多家庭的问题，为了使孩子不偏食，从婴儿时期起，就要让他吃各类食物，这是至关重要的！同时，父母要检查自己是不是偏食呢？爸爸、妈妈本身如果偏食的话，菜单的变化就少，孩子吃的东西种类也就容易偏少，所以在孩子还没偏食前，首先要重新检查一下全家的饮食生活。不论是谁，多少都有喜爱吃的和不喜欢吃的食物，如果为了让孩子不偏食，父母就强制性地命令宝宝吃的话，孩子会更不愿意。让宝宝多吃些不同的食物种类，慢慢想出并做出使孩子能多吃的烹饪方法。

Q 如何防止宝宝过胖？

A 最近，儿童肥胖时有耳闻，这种肥胖被大家普遍认为是由运动不足和零食吃得太多造成的。父母要注意，不要让孩子摄取过多零食、点心、加工食品、清凉饮料等，这样会造成他们对食物的错误需求，甚至衍生为只吃零食，忽略正餐的错误饮食法。为了防止孩子肥胖，首先要规定吃点心的时间和量，并在正餐间把握一定的原则，了解孩子的饭量并确定他是否有达到，若是没有，应该找出原因再作调整。另外，早饭要让他有规律性地吃，因为早饭是提供一天能量的根本；白天则尽量让孩子在户外玩耍，让身体产生对热量的需求。

POINT

变化料理手法

如果孩子讨厌某项食材，妈妈可以考虑变换料理手法。相同的食材，经过不同的烹饪方法，很可能改变这个食材在孩子心中的地位，例如：宝宝不喜欢鸡肉，妈妈可以转换传统的拌炒烹煮法，以三明治的方式来料理，让宝宝自己动手抓食物，引发食欲。

培养优良的饮食习惯

Q 如何让宝宝培养健康的食欲?

A 吃饭吃得津津有味,宝宝心里就会感到满足,觉得特别幸福。婴儿虽然不会说肚子饿,但会利用哭声来告诉妈妈,而且,只要妈妈喂奶,便又会香甜入睡了。稍微长大一点后,也会遵照类似的模式,肚子饿的话,妈妈一拿出食物,便会开心地吃掉,对宝宝来说,用餐时间不单是为了满足食欲,更是和妈妈进行交流的快乐时间!"宝宝,好吃吗?""哇,宝宝吃下好多啊!"孩子对妈妈说这些话的高兴和笑脸是可以感觉得到的。进行食事教育的基本要点就是要把餐桌变成充满了妈妈和宝宝快乐情绪和满足感的餐桌,为了使孩子吃得好,白天充分让宝宝玩耍,并培养食事必须有的规律。另外,在宝宝吃饭的时候,要温和地对他说说话,聊天的目的并不是要让孩子吃很多,而是要把孩子培养成能自己快乐吃饭的孩子!

Q 1岁前的宝宝如何建立优良的饮食习惯?

A 秉持"教导孩子快乐进食"的原则来进行!孩子已经开始吃离乳食物了吗?不要着急,慢慢进行吧!如果开始吃离乳食物的话,要让孩子养成餐前洗手,餐后漱口的基本习惯,最好还能让宝宝习惯餐前、餐后问候语,包含"我要开动了""谢谢款待"等,虽然宝宝还无法理解真正的意义,但妈妈还是应该经常说出来,让孩子借此培养用餐礼仪。宝宝到了7个月左右的时候,就可以练习用杯子饮用,因此在用餐时刻,尽量让他和家人一起吃,不仅可以享受用餐的快乐,还能培养家人间的情感,同时,还能够给宝宝阅读一些教导用餐规矩的图画书,加强他的礼仪训练。

Q 如何建立1岁宝宝的饮食习惯?

A 首先,应该重视宝宝的积极性,这个时期的宝宝还不太能够专心地进食,常会出现浪费食物、边吃边针对孩子不同的成长时期，制订不同的饮食规划方针，为孩子从小奠定良好的饮食基础，长大自然发育好，无需担忧矮小、偏食坏影响。

玩、偏食等情况，只要孩子情绪好，有精神就行，妈妈不必太在意，千万不要一个劲儿只想让孩子吃，时候到了，孩子自然会开始吃饭。另一方面，孩子有时也会想自己吃，并且揉搓食物，但由于还不能很好地使用汤匙，会用手去抓着吃，妈妈对这些行为请不要生气，只要在宝宝的餐桌下方铺设报纸或塑料布，那么即便孩子把食物弄洒，也不会花费大人太多的精力去清洗，爸妈要重视培养孩子自主吃饭的积极性，不要受制于繁复的清洗程序，而总是由妈妈来喂食，这样孩子便永远无法独立了。不过有一点要特别注意，宝宝若是开始玩食物，大人就要赶紧收拾，并且把用餐时间设定在半小时左右，同时充分让孩子在外头玩耍，消耗多余的体力，才能培养食欲。

Q 2 岁宝宝的饮食习惯如何建立呢?

A 2岁的宝宝也能自己使用汤匙和叉子吃饭了，妈妈开始训练宝宝用筷子吃饭吧! 市面上有许多专门为宝宝设计的学习筷，妈妈可以挑选适合的来让孩子使用。孩子用餐过程中，虽然有时也会撒落食物，并且用手抓握，这时候妈妈不要开口训斥他，只要在旁边默默守护，情况会逐渐好转的! 宝宝吃得好，妈妈要表扬他。用餐过程中最好把电视关掉，让宝宝专注在餐点中，而不是边吃边看电视，这样会对宝宝造成不良影响。

Q 如何建立 3 岁宝宝的饮食习惯?

A 这个时期的宝宝可以一手端碗，一手拿学习筷吃饭了，妈妈可以开始让孩子把自己撒落的食物捡拾起来，并让他自己学着收拾使用过的餐具，这些用餐细节不仅可以建立宝宝的饮食好习惯，甚至还会影响宝宝长大后的饮食习惯。除此之外，宝宝还能说"不客气""谢谢款待"等用餐前后的用语，因此，妈妈可以开始教导孩子餐桌礼仪了。建立这个时期宝宝的用餐原则，要把握一个大重点，就是培养孩子有礼貌用餐的独立性。宝宝往后用餐习惯的奠定，这个阶段的习惯培养占了很大的比重，因此妈妈要特别用心。

饮食教育的基本原则

Q 宝宝 3 岁前的饮食教育，有哪些可以一直沿用的原则？

A 饮食教育的进行要把握四个大原则：第一，不要勉强宝宝进食；第二，用餐气氛要快乐；第三，生活养成规律；第四，养成和家人一起用餐的习惯。教育的基本是不要勉强，有些妈妈孩子一不吃饭就立刻恼火，应该退一步去想，进食的人是宝宝，要根据他的食欲和情绪耐心教育为佳。用餐的氛围只要快乐，宝宝自然有食欲，要创造快乐氛围，千万不可以强迫宝宝进食。生活上也应该养成一定的规律，例如：白天充分运动，晚上定时就寝，拥有充足的睡眠时间。最后，则是培养宝宝和家人一起用餐的习惯，这样一来不仅可以增进宝宝的食欲，还可以促进家人间的情感，宝宝在用餐过程中，也可以模仿爸妈的用餐行为与礼节。

Q 宝宝使用汤匙与筷子的转换时机为何时？

A 在宝宝能够很好使用汤匙后，爸妈便可以开始考虑让宝宝使用学习筷了。开始练习时，宝宝可能遭遇许多挫折，这时候爸妈应以鼓励的态度，让宝宝产生学习的兴趣与动力，才不会对筷子产生畏怕及排斥。一般来说，随着年龄渐长，宝宝对筷子的使用也会越来越熟练，大概4岁之后，就可以很熟练地使用筷子了。

POINT

吃饭规矩不佳

宝宝吃饭规矩不佳，爸妈不要训斥他，应该深究背后原因，并对症下药。例如：孩子讨厌吃饭，爸妈不要强迫进食，可以先询问原因，也许是长牙齿咀嚼会痛、不喜欢某种食物等，应视状况再作调整。

这种时候怎么办

Q 即便到了 3 岁，孩子仍然不想自己吃饭怎么办?

A 无论是哪个孩子，应该都有想要自己进食的时期，很多爸妈会因为怕弄脏环境，而犯了个大错误：压抑孩子自己进食的欲望！不管是剥夺孩子的单独进食权，还是因为弄脏的环境而打骂孩子都是不好的，爸妈应该拥有"让孩子自己吃"的决心，并且为宝宝多做容易拿在手里的食物，像小饭团、小包子等，也可以考虑准备容易用汤匙舀来吃的食物，在孩子撒了食物时，切勿动怒，以免破坏用餐的快乐氛围。

Q 宝宝只吃点心不吃正餐怎么办?

A 因为宝宝哭泣想吃点心，爸妈便给予，迁就孩子的情绪，这是不好的饮食模式。爸妈应该严格规定宝宝吃点心的时间，当孩子为此吵闹不休时，可以利用其他事情来转移他的注意力，例如：带孩子外出或是做游戏都是不错的方法。

Q 宝宝花了过多的时间在吃饭上，应该怎么处理?

A 进餐的速度快慢视不同宝宝而异，有些宝宝天生吃得慢，若是爸妈在一旁不停地催促宝宝吃快些，极可能产生反效果，严重一点，甚至造成宝宝对吃饭产生抗拒。宝宝没有食欲也会减慢进食的速度，这时候，妈妈可以通过料理手法来想办法增进宝宝的食欲。

POINT

宝宝跟着一起做

1. 手肘不要搁置在桌上

2. 不要用筷子敲碗

3. 不要玩食物

4. 每口细嚼慢咽

5. 嘴巴含着食物时不要说话

6. 正确拿好汤匙跟筷子

宝宝的
教养相关问题

Q 爸妈常常会因为关心，造成过度干涉或放纵，此时应该如何面对？

A 在养育子女的过程中若过分保护或者过分干涉宝宝的成长，会造成孩子有神经质的倾向，成为依赖性强的孩子；另一方面，如果过分放纵宝宝，就会造成其智力的发育迟缓，成为骄纵任性的孩子，大多数的父母常常深陷这样的矛盾中而困惑不已。这两种方式并没有绝对的正确或错误，如上所述，宝宝与父母分享喜悦、互相感动的体验越丰富就越能够健康地发育。孩子并不需要24小时的全天候照顾。过分放纵或者将宝宝当成大人的玩具来逗玩，这样都会宠坏孩子。在宝宝1岁后，不妨尝试让他一个人独处，独处时，幼儿会进行自我独特的探索，协调全身的感觉让身体和智力得到发育，不过，绝非因为幼儿不哭闹就放手不管，这样孩子的身体和智力无法得到完全发育，也不可能成为人见人爱的孩子。

总之，育儿的过程并没有什么特别的理论主张可作为依据，或是非要怎样不可，顺其自然就是最好的方式，以往，父母总认为宝宝只是被动的反应，还不能通过语言来表达之前，简直是毫无能力可言。但研究显示，孩子绝非被动个体，反而具备许多父母想象以外的能力，例如：孩子面对父母的微笑会回以笑脸，父母因此产生悸动："啊！这孩子懂我的意思"。使用"哭"、"笑"、"盯着看"、"模仿"等丰富的应答能力来响应父母时，幼儿也感到非常有成就感，这种能力就称为"感受性"。

Q 应该如何进行宝宝的生活习惯教育？

A 不仅生活习惯，只要一提到习惯的养成、教养等，就认定是必须遵守的规矩而且随时都要坚持。其实最重要的是保持好心情，例如：每天早晨醒来时，母亲都带着温柔的笑脸问候一声"早安"，孩子就会显得非常开心；母亲面对心情愉快的宝宝，也带着愉快的心情说："醒来了！好孩子，好孩子！"在重复这句话的过程中，宝宝听到别人说宝宝的教养计划要从小时候做起，爸妈无论过于放纵或是严格，都是不适当的，应给予宝宝成长的适当空间与教养。

"早安"，自己也会有想要回以"早安"的心情，如果周围的人都不做的事情却规定孩子做，就太过勉强了。

教养，应该在不经意中培养，也就是不刻意要求小孩必须学会什么，而是通过大人日常的行为来影响小孩，这就是所谓的身教，在孩子零岁时曾向他问候早安的父母，通常越到后来次数就会渐渐减少，如果父母在生活中能做到持之以恒且愉快地与家人相互问候，那么，即使没有刻意要求孩子问候，他也会在不知不觉中养成这种好习惯。吃饭时也一样，随着"开动了"这句话而开始进食，孩子也会受到影响，学大人将食物放到口中咀嚼，并记得在吃饭前说"开动了"，这些都是孩子养成生活习惯的基础。另外，入浴后，母亲一边对宝宝说："洗完澡是不是很舒服呀！口渴了吧？"一边用汤匙喂开水，一边说："好舒服吧！"孩子在体会到愉悦的同时，自然而然就会显示出相对的反应。

生活习惯的基础是建立在给孩子一个好榜样，并以愉快的心情带动宝宝的情绪之上，所以，不要急切地强迫孩子做什么，应将重点放在怎样让宝宝的生活有规律，也就是说，仔细观察宝宝的反应，用心去照顾，就是帮助孩子建立良好生活习惯的快捷方式。

POINT

孩子对父母的模仿

模仿父母、照顾者或周围人的行为，不仅对婴幼儿，对各个年龄的小孩都是非常重要的。模仿的行为在出生不满一个月的新生儿中也能看到，被人抱起托着头，与对方的脸相对时，婴儿就会紧盯着对方的脸，模仿其嘴和舌头的动作，一会儿张开嘴、一会儿又合拢；或者伸出舌头等，而且还能看到婴儿模仿大人惊讶、高兴、悲伤等表情。孩子天生就具有模仿的能力，能够模仿他人的动作、表情以及态度，好的家庭教育，父母的身教也是其中一环，孩子耳濡目染父母有礼仪的生活态度，行事自然有规矩。

149

宝宝的语言发展

Q 什么是影响宝宝语言发展的因素?

A 宝宝们一般在一岁前后第一次开始说出可称之为"语言"的单字，一般都是"ma-ngmang"（想吃东西）、"bo-bobo"等，这些逐渐变化为"抱"、"再抱"等，一点一点地说出复杂的句子。这当然是由成人倾听幼儿说话，并根据幼儿的表情等线索、揣摩隐含在语言中的情绪，并予以回答而逐步培养成的。如果宝宝置身于完全是单独一个人的环境下成长，不用说复杂的语言，恐怕连单句也不会说吧！曾有报告指出，整天只看电视，无法直接与旁人讲话的幼儿，语言能力的发展会较为迟缓。电视虽然能给予视觉上的刺激，也能听到许多语言，但幼儿的语言发展仍会延后。由此看来能够体会幼儿情绪和他说话的人，想要理解幼儿心灵的人，以及回答幼儿提问的人的存在，对于幼儿语言能力的培养是何等的重要！幼儿的语言，不仅随着年龄的增长变得更为丰富，和成人一起做启发练习也是不可缺少的。在讲话时，顺应幼儿心理也很重要，这是理解幼儿语言基础的最基本常识。在这个基础上，让我们再来看看幼儿的语言是以什么样的形式出现的，然后将这种形式作为线索之一，来思量如何理解幼儿的语言以及应该怎样回答才好。

Q 宝宝说谎话怎么办? 要严厉的纠正吗?

A "说谎话的孩子不是好孩子"，这是理所当然的事情。但是在幼儿语言的发展过程中，能够"说谎话"，是一个非常大的进步。日本学者今井和子对于有关幼儿"说谎话"，有如下的叙述：两岁零三个月的正子常常尿裤子。一开始，当妈妈一边用抹布擦干净，一边问"正子，这是什么"时，孩子会非常难为情地说："尿尿。"有时又会回答："水水。"对此，今井先生认为正子已经能够通过"说谎话"来摆脱某些困境。幼儿是在"现在"、"这里"亲眼见到实物的基础上开始说话，例如：在语言发展的最初阶段，语言与食物处于非常近似的状态，很难用语言说"谎话"。可是，将来就可以通过语言来表达"这里没有的事情"和影响宝宝的语言发展因素非常多，无论是生理或心理上的都十分关键，爸妈应给予适度关怀及引导。

"没见过的东西"等。语言的力量还在于能够通过它来表述一些想象的事物和从没见过的事情。说假话正说明了幼儿语言的发展更进了一步，能用"现在"、"这里"等表示具体情况的语言来叙述没见过的事情。日本学者外山滋比古氏将此称为"谎话的作用"，当然也有一些假话为道德所不容，但是对"说谎话的孩子"，最好能以一种宽容的态度去对待。而且，如果考虑谎话的作用，外山先生还主张成人也应积极培养这方面的能力，当然并不是说让成人也说谎话，而是给幼儿讲一些传说或故事。仔细想想，传说与故事大多都是虚构的，在传说与故事中，既有似乎可能会发生的事情，也夹杂有荒谬的谎话。而且，这些都是用语言构成的虚幻世界。比起头脑中固守的"不能说谎话"的观念来看，与幼儿们一起编造扑朔迷离的童话世界，培养幼儿的语言能力岂不是更好？

Q 宝宝主要是通过何种方式学习说话？

A 宝宝主要由模仿以及成人示范来学会说话，而在与周围的人来回互动中学习语言。在孩子学习语言的过程中，爸妈要给予足够的耐心，不要冷漠以对或轻视，这种错误的态度会造成孩子的退缩及抗拒，给宝宝自由认识语言的环境与机会，结果往往令人非常惊喜。

POINT

容易被否定的语言

在这个时期，作为双亲需要特别注意幼儿语言中常出现的，诸如用词的错误、结巴、说假话等情况，这些情况会渐渐出现在幼儿身上。遇到这类情况，多数父母都是采取否定的态度应对，但其实，成人最应该做的是理解孩子行为背后的动机。

挖掘孩子潜力的秘诀

Q 挖掘宝宝潜力的好方法是什么？

A 为了挖掘宝宝的潜力，应该营造出能够让宝宝获得各种经验的环境，但应该抛弃一次教给宝宝很多知识的贪念，如果过于贪心，就会影响宝宝学习的积极性。跟宝宝玩游戏或教授新知识时，应该耐心地等待，直到宝宝对游戏或新知识产生兴趣为止，另外，如果宝宝不喜欢，就应该适可而止，在日常生活中，最好在宝宝对学习产生迷恋时结束学习，这样才能激起宝宝再学习的欲望。要想充分发挥宝宝天生的能力，就应该让宝宝保持良好的心态，另外，在学习新知识时，还应该让宝宝保持稳定的情绪，在日常生活中，应该营造出让宝宝感到舒适的环境，稳定宝宝的情绪。为了宝宝的未来，应该营造一个舒适而和谐的家庭氛围。一般情况下，注意力集中的宝宝容易接受新的信息，多陪宝宝玩提高注意力的游戏，就能让宝宝高度集中注意力，例如：通过积木游戏、多米诺骨牌游戏刺激宝宝的学习兴趣，这样能让宝宝集中精力投入游戏中。在日常生活中，应该经常刺激宝宝的好奇心，借此锻炼宝宝的探索能力，例如：妈妈的手中藏着宝宝喜欢的玩具或饼干，然后对宝宝说："妈妈的手中有什么呢？"借此激起宝宝的好奇心，如果宝宝不感兴趣，可以先给宝宝看物体的一部分，激起他们的好奇心，只要宝宝对某些事情感兴趣，具有强烈的好奇心，就能发挥出学习的潜力。

Q 爸妈对孩子应该展现何种教养态度？

A 在日常生活中，经常能遇到宝宝全神贯注玩游戏的情况，此时千万不要干涉，要尽量让宝宝尽情玩耍。一般情况下，宝宝在独自玩耍的过程中，能养成独立思考和创造的能力。在这种情况下，妈妈应该注意观察宝宝喜欢的游戏、事物和动作，然后适当地开发他们的潜力。即使宝宝的提问很幼稚，也应该看着宝宝的眼睛认真地聆听，然后马上回答宝宝的问题，这样才能激起宝宝的好奇心。就算不知道答案是什么，也不要轻率地敷衍，应该和宝宝一起寻找答案："妈妈也不清楚，答案到底是什么呢？我父母都希望自己的孩子具有特殊才能，希望他们成为天才，即使宝宝不属于天才，也可以通过训练，挖掘出宝宝的潜力。

们一起找找看吧！"让宝宝觉得自己的问题受到正视，让他的好奇心得到适当展现。在宝宝的成长过程中，新的刺激固然重要，但也应该反复地刺激大脑，这样才能提高智力的发展。此时，可以用不同的方式重复同样的刺激，例如：在学习颜色时，如果第一次通过绘本学习，第二次就可以通过色卡，爸妈可以利用周围的事物反复加深宝宝的记忆。宝宝缺乏自信心时，容易对新的刺激产生恐惧感，进而影响好奇心和相关潜能的开发。在日常生活中，应该让宝宝知道自己也能改变周围的事物，而且应该经常对宝宝微笑，不仅如此，当宝宝独自完成一件事情时，爸妈也应该给予鼓励。日常生活中，应该给宝宝营造出能够体现自由氛围和丰富经验的游戏环境。一般情况下，宝宝会通过游戏探索周围的事物，来满足自己的欲望，并掌握各种技术，而且能充分地发挥出属于自己天生的潜力。

Q 爸妈应如何把握称赞的界线？

A 称赞过与不及都不是件好事！爸妈完全不称赞孩子，可能造成宝宝缺乏自信心；过度称赞孩子，却可能造成宝宝自信心过剩，听不进别人的劝告。最好的方式就是适时适量，根据不同的情况予以适当称赞。

POINT

培养宝宝的自信心

遇到困难时，有些孩子会积极地寻找解决方法，而有些孩子则会轻易地放弃，这就是自信心的差异。第一次骑脚踏车时，每个人都会感到害怕，但有毅力的孩子能持续练习，逐渐掌握骑脚踏车的要领，最后获得成就感，而且敢于挑战新的目标。